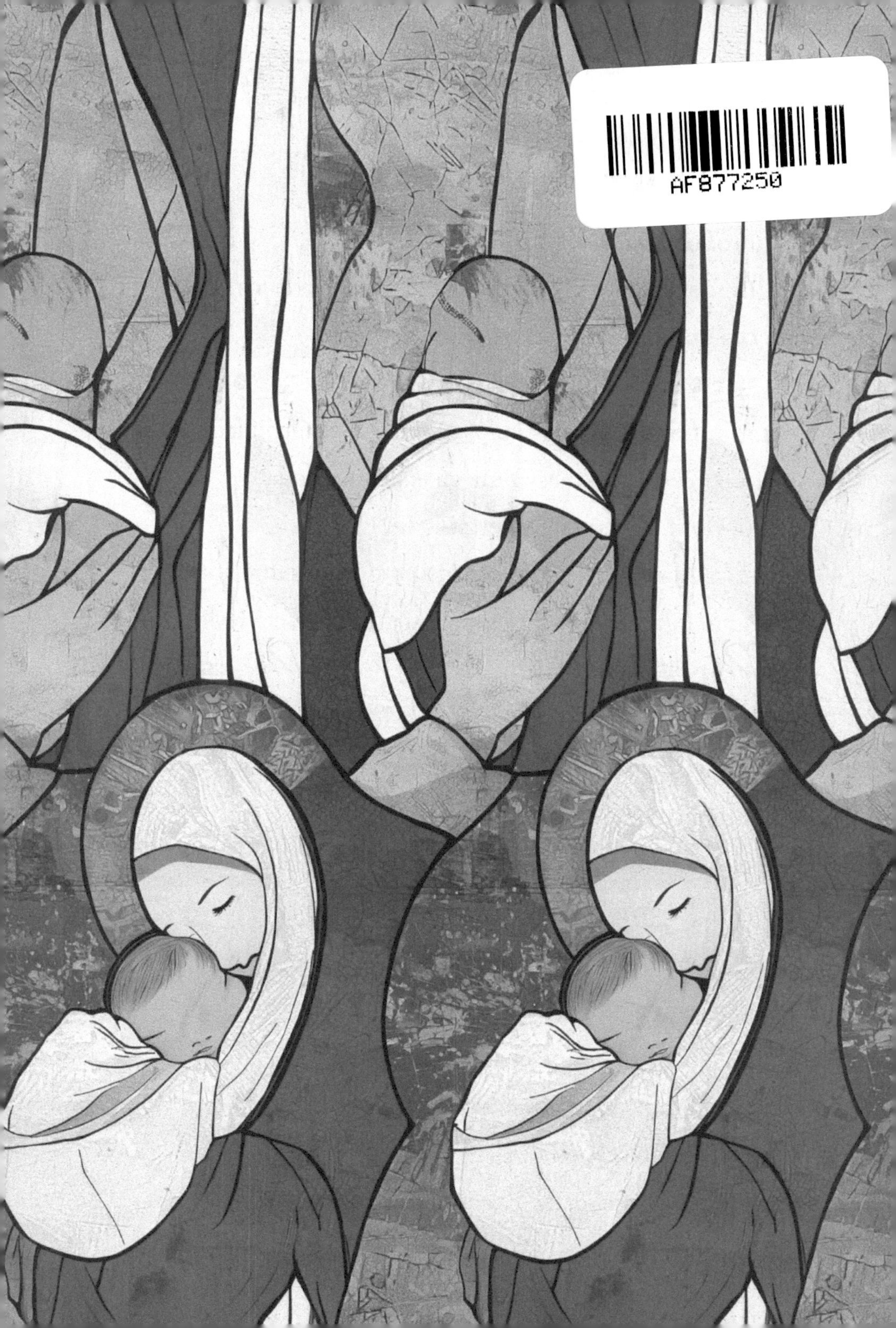

Índice

Artemis Saage

Paternidad después de los 40: Guía esencial para el embarazo tardío

Todo sobre el parto tardío, embarazo 40+ y cómo embarazarse más rápido: consejos prácticos para padres maduros

131 Fuentes
11 Fotos / Gráficos
19 Ilustraciones

Aviso legal

Saage Media GmbH
c/o SpinLab – The HHL Accelerator
Spinnereistraße 7
04179 Leipzig, Germany
E-Mail: contact@SaageMedia.com
Web: SaageMedia.com
Commercial Register: Local Court Leipzig, HRB 42755 (Handelsregister: Amtsgericht Leipzig, HRB 42755)
Managing Director: Rico Saage (Geschäftsführer)
VAT ID Number: DE369527893 (USt-IdNr.)

Editorial: Saage Media GmbH
Publicación: 01.2025
Diseño de portada: Saage Media GmbH
ISBN Tapa blanda: 978-3-384-48607-3
ISBN Ebook: 978-3-384-48608-0

Legal / Avisos

Los enlaces externos y las referencias a fuentes enumerados en este libro fueron verificados al momento de la publicación. El autor no tiene influencia sobre los diseños y contenidos actuales y futuros de las páginas vinculadas. El proveedor del sitio web vinculado es el único responsable de los contenidos ilegales, incorrectos o incompletos, así como de los daños que surjan del uso o no uso de la información, no quien hace referencia a la publicación respectiva a través de enlaces. Todas las fuentes externas utilizadas se enumeran en la bibliografía. A pesar del cuidadoso control del contenido, no asumimos ninguna responsabilidad por el contenido de fuentes externas. Los operadores de las fuentes citadas son los únicos responsables de su contenido. Las imágenes y fuentes de terceros están marcadas como tales. La reproducción, procesamiento, distribución y cualquier tipo de explotación fuera de los límites de los derechos de autor requieren el consentimiento por escrito del autor o creador respectivo.

Las referencias y citas contenidas en este libro han sido cuidadosamente investigadas y reproducidas según su sentido. La interpretación y presentación del contenido citado refleja la opinión del autor y no necesariamente coincide con la intención u opinión de los autores originales. En el caso de citas contextuales, las declaraciones principales de las fuentes originales se han incorporado al contexto de esta obra según el mejor saber y entender, pero pueden diferir de las formulaciones y matices de significado originales debido a la transferencia y simplificación. Todas las fuentes utilizadas están completamente listadas en la bibliografía y pueden consultarse allí en su versión original. La responsabilidad de la interpretación y la integración contextual del contenido citado recae en el autor de este libro. Para cuestiones científicas e información detallada, se recomienda consultar las fuentes originales. El autor se ha esforzado por presentar temas científicos complejos de manera comprensible para el público general. En este proceso, no se pueden excluir simplificaciones y generalizaciones. No se puede garantizar la exactitud técnica y la integridad de las presentaciones simplificadas. La reproducción contextual de citas y hallazgos científicos se realiza según el mejor saber y entender, respetando el derecho de cita conforme al § 51 de la Ley de Derechos de Autor. En la simplificación, transferencia y posible traducción de contenido científico a un lenguaje comprensible, pueden perderse matices de significado y detalles técnicos. Para propósitos académicos y uso como referencia científica, se recomienda expresamente recurrir a las fuentes originales. La presentación simplificada sirve exclusivamente para información de divulgación científica.

Padres de 40+: La guía práctica para la maternidad tardía

Este libro fue creado utilizando inteligencia artificial y otras herramientas. Entre otras cosas, se utilizaron herramientas para la investigación, escritura/edición y la generación de ilustraciones decorativas. A pesar de las verificaciones, no se pueden descartar completamente los errores. Nos gustaría enfatizar que el uso de la IA sirve como herramienta de apoyo para brindar a nuestros lectores una experiencia de lectura de alta calidad e inspiradora.

Este libro ha sido traducido del alemán. No se pueden descartar completamente las desviaciones del original o los errores de traducción. Todas las fuentes citadas en el libro están disponibles en inglés. No asumimos ninguna responsabilidad por inexactitudes o malentendidos de contenido que puedan surgir por la traducción.

Queridos lectores,

les agradezco de corazón que hayan elegido este libro. Con su elección, no solo me han brindado su confianza, sino también parte de su valioso tiempo. Lo aprecio mucho.
Padres de 40+: La guía práctica para la maternidad tardía
Les deseo ahora una lectura inspiradora y esclarecedora. Si tienen sugerencias, críticas o preguntas, agradezco sus comentarios. Solo a través del intercambio activo con ustedes, los lectores, las futuras ediciones y obras podrán mejorar aún más. ¡Manténganse curiosos!

Artemis Saage
Saage Media GmbH

- support@saagemedia.com
- Spinnereistraße 7 - c/o SpinLab – The HHL Accelerator, 04179 Leipzig, Germany

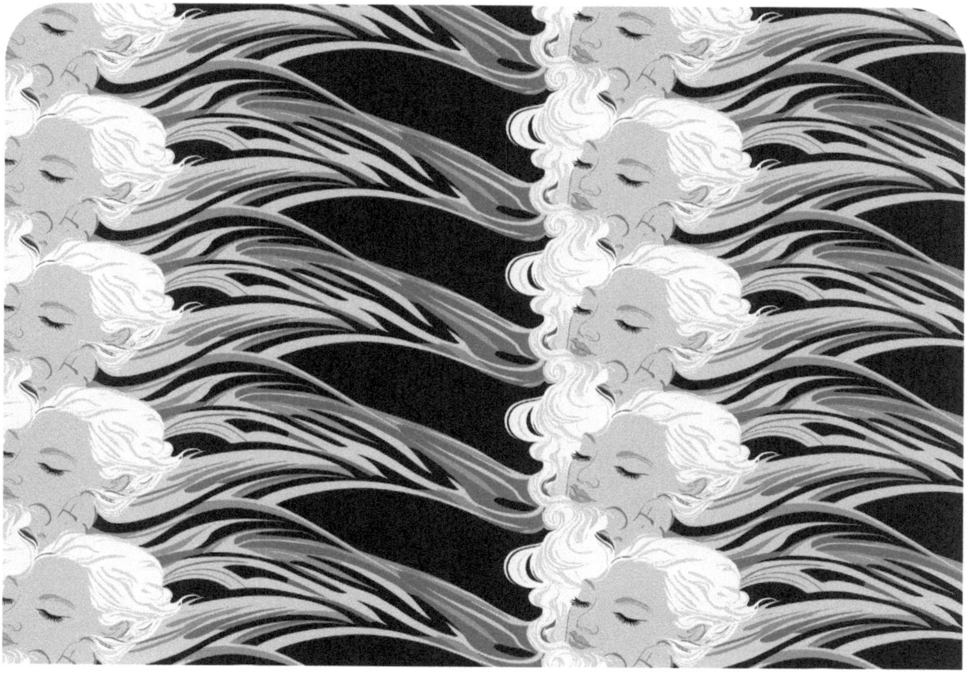

Introducción

Para ofrecerle la mejor experiencia de lectura posible, nos gustaría familiarizarle con las características principales de este libro. Los capítulos están organizados en un orden lógico, permitiéndole leer el libro de principio a fin. Al mismo tiempo, cada capítulo y subcapítulo ha sido diseñado como una unidad independiente, por lo que también puede leer selectivamente secciones específicas que sean de particular interés para usted. Cada capítulo se basa en una investigación cuidadosa e incluye referencias completas. Todas las fuentes están directamente enlazadas, permitiéndole profundizar en el tema si está interesado. Las imágenes integradas en el texto también incluyen citas de fuentes apropiadas y enlaces. Una visión general completa de todas las fuentes y créditos de imágenes se encuentra en el apéndice enlazado. Para transmitir eficazmente la información más importante, cada capítulo concluye con un resumen conciso. Los términos técnicos están subrayados en el texto y se explican en un glosario enlazado ubicado directamente debajo.

Para acceder rápidamente al contenido en línea adicional, puede escanear los códigos QR con su smartphone.

Materiales adicionales de bonificación en nuestro sitio web
En nuestro sitio web, ponemos a su disposición los siguientes materiales exclusivos:

- Contenido adicional y capítulos extra
- Un resumen general compacto
- Un archivo PDF con todas las referencias
- Recomendaciones de lectura adicional

El sitio web está actualmente en construcción.

SaageBooks.com/es/paternidad_despues_de_los_40-bonus-SK86Y

1. 0. 0. Deseo de tener hijos y fertilidad después de los 40

El deseo de tener hijos después de los 40 plantea muchas preguntas: ¿Cuánto disminuye realmente la fertilidad con la edad? ¿Qué procesos biológicos juegan un papel en esto? ¿Y qué posibilidades ofrece la medicina moderna para hacer realidad el sueño de tener un hijo incluso en una edad avanzada? La planificación familiar se está posponiendo cada vez más en nuestra sociedad. La carrera, la elección de pareja y el desarrollo personal llevan a que muchas personas piensen en la descendencia más tarde. Al mismo tiempo, el reloj biológico avanza, tanto en mujeres como en hombres, aunque de manera diferente. Este capítulo examina los complejos cambios hormonales y biológicos que acompañan al envejecimiento. Presenta estrategias basadas en evidencia para optimizar la fertilidad y ofrece una visión general de las opciones de tratamiento actuales en medicina reproductiva. Se hace evidente que, aunque el deseo de tener hijos a una edad avanzada representa un desafío particular, gracias a la medicina moderna ya no es una imposibilidad. Las siguientes páginas proporcionan información fundamentada para todos aquellos que se enfrentan al tema del deseo de tener hijos después de los 40, ya sea como personas directamente afectadas o como profesionales médicos que acompañan a las parejas en este camino.

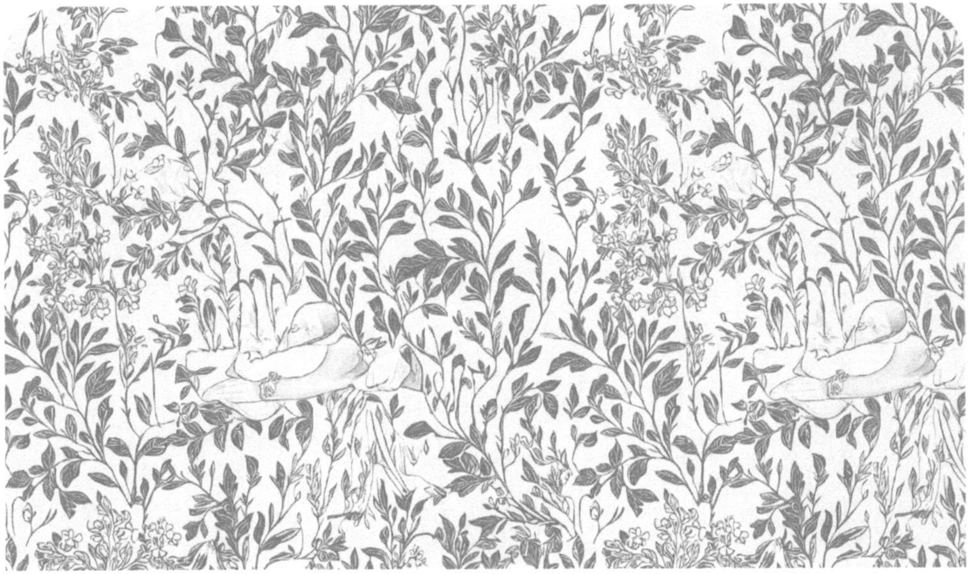

1. 1. 0. Fundamentos biológicos

Los procesos biológicos que determinan nuestra fertilidad son complejos y dinámicos. ¿Qué sucede en nuestro cuerpo a medida que envejecemos? ¿Qué cambios hormonales afectan nuestra capacidad reproductiva después de los 40? ¿Y cómo influye la edad concretamente en la calidad de los óvulos y los espermatozoides? La ciencia ha logrado en los últimos años importantes descubrimientos sobre las bases biológicas de la fertilidad en la edad avanzada. Desde el nivel molecular hasta los efectos visibles en la capacidad reproductiva, se presenta una imagen matizada de los cambios relacionados con la edad, tanto en mujeres como en hombres. Estos hallazgos son importantes no solo para comprender la propia fertilidad, sino que también constituyen la base para enfoques de tratamiento modernos y medidas preventivas. Un conocimiento sólido sobre las bases biológicas permite desarrollar expectativas realistas y tomar decisiones informadas. Las siguientes secciones iluminan los aspectos más importantes en detalle.

> *„A partir de los 37 años, la disminución de los óvulos se acelera notablemente, lo que tiene amplias repercusiones en la fertilidad.“*

1. 1. 1. Cambios hormonales con la edad

Con el avance de la edad, tanto hombres como mujeres experimentan cambios hormonales significativos que pueden influir en varios aspectos de su salud y bienestar. Estos cambios afectan a tres sistemas hormonales importantes: las hormonas sexuales (estrógeno y testosterona), dehidroepiandrosterona y el eje del factor de crecimiento similar a la insulina/ hormona de crecimiento [s1].

En los hombres, el proceso de envejecimiento hormonal comienza de manera gradual. Después de los 30 años, los niveles de testosterona disminuyen anualmente entre un 1-2% [s2]. Esta fase, conocida como andropausia, se manifiesta típicamente a finales de los 40 y principios de los 50 [s3]. Un aspecto particularmente importante es la disminución de las células de Leydig en los testículos; en hombres mayores de 40 años, su número puede reducirse hasta en un 44% [s2]. Esto conduce a una producción reducida de testosterona, que se ve agravada por una creciente insensibilidad del eje hipotálamo-hipófisis-testosterona.

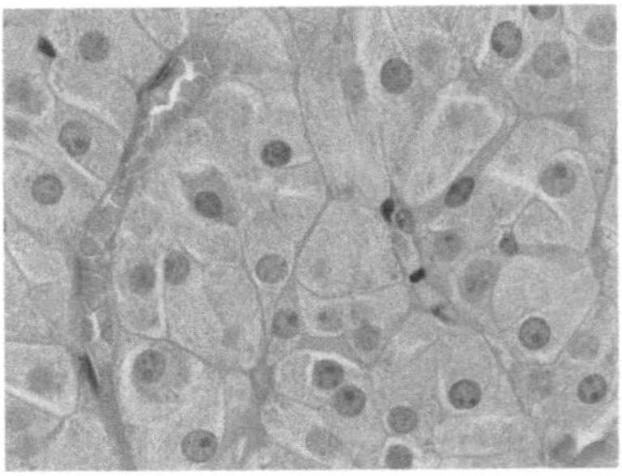

células de Leydig [i1]

Los síntomas de la andropausia pueden ser diversos y suelen desarrollarse de manera gradual. Los hombres afectados a menudo informan de:

- Pérdida de libido y disfunción eréctil
- Disminución de la masa muscular con un aumento simultáneo de la grasa corporal
- Cambios de humor y estados depresivos
- Vitalidad reducida y falta de motivación
- Trastornos del sueño y dificultades de concentración [s3] [s2]

Es importante saber que aproximadamente el 90% de los casos de disfunción eréctil se deben a problemas médicos y no a la edad en sí [s4]. Por lo tanto, se recomienda un control médico regular para poder distinguir entre cambios relacionados con la edad y enfermedades que requieren tratamiento. En las mujeres, el proceso de envejecimiento hormonal es diferente al de los hombres. La menopausia, que típicamente ocurre entre los 45 y 55 años, marca el final de los años reproductivos [s5]. Esta fase se caracteriza por la pérdida de la función folicular ovárica y una disminución notable de los niveles de estrógeno. La fase de transición, conocida como perimenopausia, puede extenderse durante varios años y conlleva diversos cambios físicos y emocionales.

Los síntomas típicos de la menopausia incluyen:
- Sofocos y sudores nocturnos
- Ciclos menstruales irregulares
- Sequedad vaginal
- Trastornos del sueño
- Cambios de humor [s5]

Un aspecto particularmente importante del envejecimiento hormonal es la influencia sobre la salud ósea. La deficiencia de estrógeno durante la menopausia puede llevar a una pérdida acelerada de densidad ósea, lo que aumenta el riesgo de osteoporosis [s5]. Por lo tanto, es especialmente importante realizar mediciones regulares de la densidad ósea y asegurar un suministro adecuado de calcio y vitamina D.

Para ambos sexos, un estilo de vida saludable puede influir positivamente en los efectos de los cambios hormonales. Se recomienda:
- Actividad física regular para mantener la fuerza muscular y la densidad ósea
- Dieta equilibrada con suficientes proteínas y micronutrientes importantes
- Manejo del estrés y suficiente sueño
- Exámenes médicos de rutina

Los mecanismos moleculares del envejecimiento se comprenden cada vez mejor. Los estudios han demostrado que durante el envejecimiento testicular, más de 1500 mRNAs y 715 lncRNAs presentan cambios en sus niveles [s6]. Esta mejor comprensión de los mecanismos subyacentes podría conducir en el futuro a enfoques de tratamiento más específicos. Es importante enfatizar que los cambios hormonales con la edad son un proceso natural que puede variar considerablemente entre individuos. Mientras que algunas personas desarrollan síntomas muy marcados, otras atraviesan esta fase con molestias mínimas. Una comunicación abierta con el médico y, si es necesario, la consideración de opciones terapéuticas pueden ayudar a mantener la calidad de vida en esta fase de transición.

Glosario

Andropausia
También conocida como 'menopausia masculina', describe la fase de cambio hormonal en el hombre, que generalmente comienza entre los 40 y 60 años y se caracteriza por una producción reducida de la hormona masculina testosterona.

Célula de Leydig
Células especiales en el tejido testicular responsables de la producción de la hormona sexual masculina testosterona y que también producen otras hormonas importantes.

Dehidroepiandrosterona
Una hormona de la corteza suprarrenal que sirve como precursor para la producción de hormonas sexuales y cuyos niveles disminuyen continuamente a partir de los 25 años.

lncRNA
Ácidos ribonucleicos largos no codificantes que desempeñan funciones regulatorias importantes en la célula y pueden controlar la actividad génica.

mRNA
Moléculas que transportan información genética desde el núcleo celular a los ribosomas, donde sirven como instrucciones para la producción de proteínas.

Perimenopausia
El tiempo antes de la verdadera menopausia, que puede extenderse de 2 a 8 años y en el que el cuerpo femenino comienza a ajustar la producción hormonal.

1. 1. 2. Calidad de los óvulos y ventana de fertilidad

El reloj biológico avanza implacablemente en las mujeres: incluso antes del nacimiento, se establece el número máximo de óvulos. El suministro de óvulos alcanza su punto máximo en la semana 20 de gestación, después de lo cual comienza un descenso continuo [s7]. A partir de los 37 años, este proceso se acelera notablemente, lo que tiene amplias repercusiones en la fertilidad [s7]. La calidad de los óvulos está determinada por dos factores decisivos: la cantidad (número de óvulos restantes) y la calidad (potencial de desarrollo) [s8]. Especialmente la calidad de los óvulos disminuye con la edad. Esto se manifiesta, entre otras cosas, en una tasa aumentada de anomalías cromosómicas (Aneuploidías) - en mujeres mayores de 40 años, el riesgo es diez veces mayor que en las de 25 años [s7]. Los mecanismos moleculares de esta disminución de calidad son diversos: los daños en el ADN se acumulan, la función de las mitocondrias se deteriora y hay cambios en la expresión de proteínas [s9]. Un gen clave recientemente identificado llamado TOP2B juega un papel importante: su actividad reducida conduce a trastornos del desarrollo en embriones tempranos [s9]. Para las mujeres que desean tener hijos, esto significa: las mejores oportunidades para un embarazo exitoso se encuentran en los primeros 20 años [s10]. A partir de los 35 años, las mujeres que no quedan embarazadas en un plazo de 6 meses deben acudir a una clínica de fertilidad especializada [s7]. En mujeres mayores de 40, las posibilidades de éxito con tratamientos convencionales se reducen significativamente; aquí, la fertilización in vitro (FIV) puede ser la mejor opción [s11].

Medidas prácticas pueden influir positivamente en la calidad de los óvulos:
- Una dieta rica en omega-3 ha demostrado ser beneficiosa en estudios, mientras que un alto contenido de ácidos grasos omega-6 muestra efectos negativos [s12].
- Los antioxidantes pueden reducir el estrés oxidativo que afecta la calidad de los óvulos [s13].
- Suplementos específicos pueden apoyar la función mitocondrial [s14].

La reserva ovárica se puede evaluar mediante diversas pruebas, siendo la hormona anti-Müller (AMH) el marcador más confiable [s10]. Sin embargo, es importante saber que estas pruebas dicen más sobre la cantidad que sobre la calidad de los óvulos [s8]. Un alto nivel de AMH puede aumentar la probabilidad de más embriones transferibles por ciclo de FIV, pero no garantiza un embarazo exitoso [s15]. Para las mujeres mayores de 40, la donación de óvulos a menudo representa la opción de tratamiento más efectiva [s11]. Las tasas de embarazo son significativamente más altas que al usar óvulos propios. Sin embargo, esta opción debe ser bien considerada y requiere una consulta exhaustiva. Se debe prestar especial atención a la prevención de daños en el ADN. El estrés oxidativo, que está particularmente elevado en mujeres con endometriosis, puede afectar adicionalmente la calidad de los óvulos [s13]. Técnicas modernas como el diagnóstico preimplantacional (PGT-A) pueden ayudar a identificar embriones cromosómicamente normales y, por lo tanto, mejorar las posibilidades de éxito [s13]. La disminución de la fertilidad con la edad es una interacción compleja de diversos factores. Además de la calidad de los óvulos, el estado de salud general y la funcionalidad de los órganos reproductivos también juegan un papel importante [s10]. Un enfoque temprano sobre el tema del deseo de tener hijos y, si es necesario, medidas preventivas como Social Freezing pueden hacer que la planificación familiar sea más flexible.

Glosario

Aneuploidía
Una alteración en el número de cromosomas, donde faltan o hay cromosomas adicionales. Esto puede llevar a trastornos del desarrollo o abortos espontáneos.

Hormona anti-Müller
Una hormona producida por los ovarios que sirve como biomarcador para la reserva de óvulos restante de una mujer. Cuanto mayor sea el valor, mayor será la reserva de óvulos.

Mitocondria
Pequeños orgánulos celulares que actúan como 'centrales energéticas de la célula', proporcionando la energía necesaria para todos los procesos vitales. Su función es especialmente importante para el desarrollo de los óvulos.

Reserva ovárica
El suministro total de óvulos en los ovarios de una mujer, disponible para futuros embarazos.

Social Freezing
La congelación preventiva de óvulos no fertilizados en años más jóvenes, para poder utilizarlos más tarde para un embarazo.

1. 1. 3. Fertilidad masculina en edad avanzada

A diferencia de la fertilidad femenina, que se caracteriza por un final claramente definido de la capacidad reproductiva, el descenso de la fertilidad masculina es gradual y menos evidente. Sin embargo, investigaciones científicas muestran cambios significativos en la calidad del esperma relacionados con la edad, que son relevantes para los hombres que desean ser padres más tarde [s16]. A partir de los 35 años, comienzan a aparecer cambios medibles en los parámetros del esperma. El volumen del eyaculado disminuye continuamente, siendo el descenso especialmente notable a partir de los 35,5 años [s16]. Paralelamente, otros parámetros importantes como el recuento de espermatozoides, la motilidad y la morfología de los espermatozoides también se deterioran. La motilidad de los espermatozoides se reduce aproximadamente un 1,2% cada 5 años de vida [s16]. Particularmente significativos son los cambios moleculares en los espermatozoides de hombres mayores. La integridad del ADN disminuye con la edad, lo que se manifiesta en un aumento de la fragmentación del ADN [s17]. Los hombres mayores de 40 años presentan una tasa significativamente más alta de daños en el ADN de sus espermatozoides en comparación con hombres más jóvenes; el riesgo es más del doble [s18]. Estos daños se producen principalmente por estrés oxidativo y una capacidad reducida de reparación del ADN. Un aspecto fascinante son los cambios epigenéticos en el epigenoma del esperma de hombres mayores. Estudios han demostrado que estos cambios ocurren con más frecuencia que las mutaciones genéticas [s19]. Los patrones de metilación alterados afectan principalmente a genes relacionados con el desarrollo del sistema nervioso, lo que podría tener implicaciones para la salud de la descendencia. Para las parejas que desean tener hijos, estos hallazgos significan que también se debe considerar la edad del hombre en la planificación familiar. El tiempo hasta la concepción se prolonga con la edad del hombre, y el riesgo de abortos espontáneos aumenta [s20]. En técnicas de reproducción asistida como la fertilización in vitro, las tasas de éxito disminuyen con la edad del hombre [s16].

Recomendaciones prácticas para hombres que desean ser padres más tarde:
- Realizar espermogramas regularmente a partir de los 35 años para monitorear la calidad del esperma.
- Reducir el estrés oxidativo mediante una alimentación y un estilo de vida saludables.
- Evitar factores que puedan afectar adicionalmente la calidad del esperma, como fumar, el consumo excesivo de alcohol y el sobrepeso [s21].

El desarrollo social muestra una clara tendencia hacia la paternidad tardía [s22]. Esta tendencia se ve favorecida por diversos factores como el aumento de la esperanza de vida, el uso generalizado de anticonceptivos y los matrimonios tardíos. Para los hombres que desean ser padres, es importante saber que aunque la capacidad de concebir no termina abruptamente, la calidad del esperma y, por ende, las posibilidades de un embarazo exitoso disminuyen con la edad. Curiosamente, los estudios también muestran correlaciones entre la edad paterna y la salud de la descendencia. Los hijos de padres mayores de 40 años tienen un mayor riesgo de ciertos trastornos del desarrollo, aunque el riesgo absoluto para el individuo sigue siendo bajo [s23] [s20]. Por lo tanto, para una planificación familiar óptima, se recomienda abordar el tema de la fertilidad con antelación. Los hombres que planean una paternidad tardía deben ser conscientes de los posibles desafíos y considerar medidas preventivas como la criopreservación de espermatozoides en años más jóvenes.

Glosario

Criopreservación

Un método para el almacenamiento a largo plazo de material biológico mediante congelación a temperaturas muy bajas, generalmente en nitrógeno líquido a -196°C.

Epigenoma del esperma

La totalidad de todas las marcas químicas en el ADN de los espermatozoides que regulan la actividad genética sin alterar la secuencia del ADN en sí.

Espermograma

Un análisis de laboratorio estandarizado para evaluar diversas características de calidad del esperma, como cantidad, forma y motilidad.

Fragmentación del ADN

Un proceso en el que la información genética en los espermatozoides se rompe en piezas más pequeñas, lo que afecta la calidad del esperma y la capacidad de fertilización.

Patrones de metilación

Marcas químicas específicas en el ADN que pueden actuar como un interruptor molecular para regular la actividad de los genes.

Resumen - 1. 1. Fundamentos biológicos

- "La producción de testosterona en los hombres disminuye anualmente entre un 1-2% después de los 30 años.
- En hombres mayores de 40, la cantidad de células de Leydig se reduce hasta en un 44%.
- El 90% de los casos de disfunción eréctil tienen causas médicas y no son atribuibles a la edad.
- Durante el envejecimiento testicular, más de 1500 mRNAs y 715 lncRNAs muestran cambios.
- La reserva de óvulos alcanza su punto máximo en la semana 20 de gestación.
- En mujeres mayores de 40, el riesgo de anomalías cromosómicas es diez veces mayor que en las de 25 años.
- El gen TOP2B juega un papel clave en los trastornos del desarrollo de los embriones tempranos.
- Una dieta rica en omega-3 mejora la calidad de los óvulos, mientras que los ácidos grasos omega-6 tienen efectos negativos.
- La hormona antimülleriana (AMH) se considera el marcador más confiable para la reserva ovárica.
- El volumen del eyaculado comienza a disminuir notablemente a partir de los

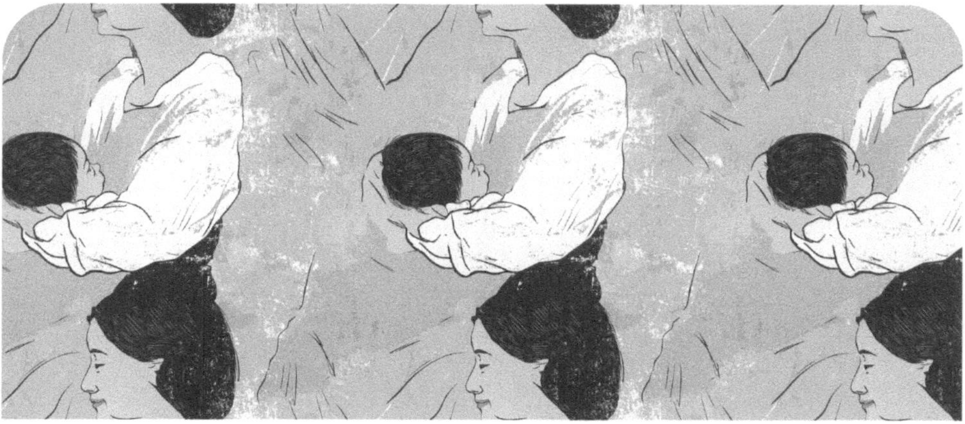

1. 2. 0. Optimización de la fertilidad

La optimización de la fertilidad después de los 40 presenta desafíos especiales para muchas personas. ¿Cómo se puede apoyar de la mejor manera la fertilidad natural en esta etapa de la vida? ¿Qué papel juegan la alimentación, el ejercicio y otros factores del estilo de vida? Aunque el reloj biológico no se puede detener, estudios científicos demuestran que ajustes específicos en el estilo de vida pueden influir positivamente en las posibilidades de embarazo incluso en años posteriores. La complejidad del tema plantea más preguntas: ¿Qué medidas concretas son realmente efectivas? ¿Cómo se pueden integrar de manera sostenible en la vida cotidiana? ¿Y qué factores individuales deben tenerse en cuenta? Las siguientes páginas ofrecen estrategias basadas en evidencia y recomendaciones prácticas que están especialmente diseñadas para las necesidades de las personas mayores de 40 años que desean tener hijos. Los resultados de investigaciones actuales muestran: incluso pequeños cambios pueden hacer una diferencia significativa.

„Un índice de masa corporal (IMC) entre 18,5 y 30 se considera óptimo para la fertilidad.“

1. 2. 1. Ajustes del estilo de vida para mayor fertilidad

La optimización de la fertilidad a través de ajustes en el estilo de vida juega un papel central, especialmente en personas mayores de 40 años. Los hallazgos científicos muestran que cambios específicos en la vida cotidiana pueden mejorar significativamente las posibilidades de embarazo [s24]. Una dieta equilibrada constituye la base de la optimización de la fertilidad. Se recomienda especialmente la dieta mediterránea, que tiene un alto contenido de proteínas vegetales, ácidos grasos omega-3 y verduras de temporada [s25]. Esto significa concretamente consumir al menos cinco porciones de frutas y verduras de diferentes colores diariamente, integrar proteínas magras como legumbres o pescado, y utilizar grasas saludables como el aceite de oliva [s26]. Se deben evitar los alimentos altamente procesados, las grasas trans y los carbohidratos refinados [s25]. El peso corporal juega un papel decisivo: un índice de masa corporal (IMC) entre 18,5 y 30 se considera óptimo para la fertilidad [s25]. Para alcanzar o mantener este índice, se recomienda una actividad física moderada de al menos 30 minutos en la mayoría de los días de la semana [s27]. En la práctica, esto podría significar caminar al trabajo, usar las escaleras en lugar del ascensor o nadar regularmente. Sin embargo, es importante evitar el entrenamiento excesivo, ya que puede afectar negativamente la fertilidad [s28]. La suplementación de nutrientes importantes merece especial atención. Tres meses antes de la concepción planificada, se debe comenzar a tomar ácido fólico [s25]. Otros micronutrientes como la vitamina D, la vitamina E y la B12 también juegan un papel importante [s28] [s29]. Al usar metformina, se debe prestar especial atención a los niveles adecuados de B12 [s29]. La abstinencia de sustancias nocivas y tóxicas es otro aspecto importante. Fumar y consumir alcohol deben ser completamente eliminados, ya que se ha demostrado que afectan la fertilidad [s28]. El consumo de alcohol es especialmente crítico durante la ventana fértil y en las dos semanas posteriores [s26]. También se debe minimizar la exposición a contaminantes ambientales [s30]. Esto se puede lograr utilizando productos de limpieza libres de contaminantes, evitando envases de plástico para alimentos y ventilando regularmente. La gestión del estrés es un factor a menudo subestimado. El yoga y la terapia cognitivo-conductual han demostrado ser métodos efectivos [s28]. Un enfoque práctico podría ser programar 15 minutos de meditación o ejercicios de respiración diariamente y establecer rituales de relajación regulares. Para las mujeres con SOP, los ajustes específicos en el estilo de vida son especialmente importantes. Además de las medidas ya mencionadas, la ingesta de inositol puede mejorar la sensibilidad a la insulina y la tasa de ovulación. En combinación con melatonina, también se puede influir positivamente en la calidad de los óvulos [s29]. La optimización del tiempo de los días fértiles también es crucial. La mayor probabilidad de concepción se presenta en los dos días previos a la ovulación [s30]. El uso de kits de prueba de ovulación y la observación del moco cervical pueden ayudar a aprovechar al máximo esta ventana de tiempo. Es importante entender que estos ajustes deben realizarse idealmente a largo plazo, incluso si no se planea un embarazo inmediato [s24]. La asesoría de profesionales médicos puede ayudar a desarrollar un plan individualizado [s31]. Especialmente para quienes desean tener hijos a partir de los 40, también se deben considerar opciones como la kryokonservierung de óvulos [s31].

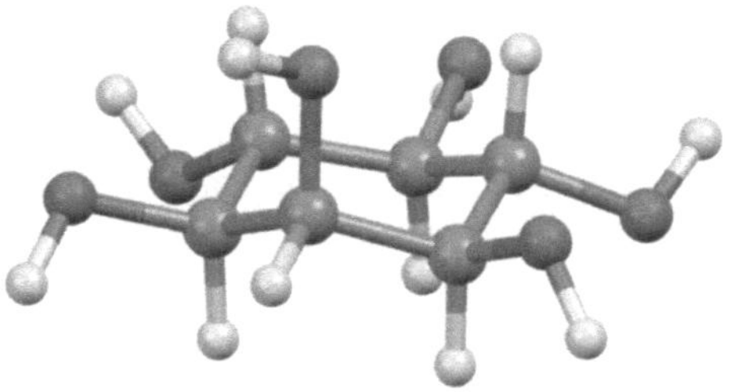

Inositol [i2]

Glosario

Índice de Masa Corporal
Una medida médica para evaluar el peso corporal en relación con la altura, calculada dividiendo el peso (kg) por la altura (m) al cuadrado

Inositol
Una sustancia similar a una vitamina que se encuentra naturalmente en el cuerpo y juega un papel importante en la señalización hormonal

Síndrome de Ovario Poliquístico
Un trastorno hormonal en mujeres, donde se forman muchos quistes pequeños en los ovarios y pueden verse afectados varios procesos metabólicos

1. 2. 2. Estrategias nutricionales para favorecer la concepción

Una estrategia nutricional específica juega un papel central en la promoción de la concepción, especialmente para personas mayores de 40 años. La investigación científica muestra que enfoques nutricionales específicos pueden mejorar significativamente la fertilidad. La dieta mediterránea ha demostrado ser especialmente beneficiosa [s32]. Un enfoque práctico es la integración de una "dieta especial" que incluya los siguientes componentes: abundantes granos enteros, frutas y verduras cultivadas sin pesticidas, mariscos, así como productos lácteos y de soja de alta calidad. Esto significa, por ejemplo, integrar diariamente dos porciones de granos enteros como avena en el desayuno y arroz integral en la cena. La calidad de los alimentos merece especial atención. Las frutas y verduras frescas y sin procesar deben ser priorizadas, ya que sus antioxidantes pueden prevenir daños en el ADN de los óvulos [s33]. Un consejo práctico es elaborar un plan de alimentación semanal y buscar productos de temporada y cultivados de manera orgánica. Los productos cárnicos procesados deben evitarse. Para los hombres, una estrategia nutricional específica para mejorar la calidad del semen es importante. Una dieta rica en carbohidratos complejos, fibra, ácido fólico y licopeno puede ser de apoyo [s34]. En la práctica, esto significa, por ejemplo, consumir regularmente productos de tomate (ricos en licopeno) y granos enteros (fuente de fibra). La suplementación juega un papel complementario importante. Una vez que se planea un embarazo, se deben tomar vitaminas prenatales de alta calidad [s35]. Coenzima Q10 ha demostrado ser especialmente prometedora en mujeres mayores, ya que apoya la producción de energía en los óvulos. Una recomendación práctica es elaborar un plan de suplementación en consulta con el médico tratante. En pacientes con PCOS, es especialmente importante una asesoría nutricional individualizada [s36]. La restricción calórica juega un papel central en la mejora del hiperandrogenismo. Un enfoque práctico podría ser desarrollar un plan personalizado con un nutricionista que sea sostenible a largo plazo. Curiosamente, los estudios muestran que un cambio en el estilo de alimentación puede ser más importante que una simple reducción de peso antes de la concepción [s37]. Se debe prestar especial atención a una adecuada ingesta de micronutrientes, ya que la desnutrición también ocurre con frecuencia en personas con sobrepeso.

Un plan semanal práctico podría ser el siguiente:
- Desayuno: Muesli integral con frutas frescas y nueces
- Almuerzo: Pescado a la parrilla con verduras y quinoa
- Cena: Guiso de verduras colorido con legumbres
- Snacks: Frutas frescas, nueces, yogur

La implementación de estas estrategias nutricionales requiere planificación y preparación. Se recomienda elaborar un plan semanal, preparar las comidas y reabastecer regularmente los suministros de alimentos frescos. La inversión en utensilios de cocina de alta calidad, como una vaporera o una licuadora, puede facilitar la preparación de comidas saludables. La sostenibilidad del cambio en la alimentación es crucial para el éxito. En lugar de dietas radicales, se deben realizar cambios graduales que puedan mantenerse a largo plazo. Revisiones y ajustes regulares del plan de alimentación en colaboración con profesionales pueden ayudar a optimizar la estrategia y mantener la motivación.

Glosario

Hiperandrogenismo
Un trastorno hormonal en el que el cuerpo produce demasiadas hormonas masculinas (andrógenos), lo que puede manifestarse a través de un aumento del vello corporal, acné y trastornos menstruales

Licopeno
Un pigmento vegetal rojo del grupo de los carotenoides, que actúa como un potente antioxidante y puede proteger el ADN de influencias dañinas

PCOS
Síndrome de ovario poliquístico - un trastorno hormonal común en mujeres, caracterizado por quistes en los ovarios, menstruaciones irregulares y niveles elevados de hormonas masculinas

Resumen - 1. 2. Optimización de la fertilidad

- La dieta mediterránea, con un alto contenido de proteínas vegetales y ácidos grasos omega-3, mejora comprobablemente la fertilidad.
- Un IMC entre 18,5 y 30 se considera óptimo para la fertilidad.
- Tres meses antes de la concepción planificada, se debe comenzar con la suplementación de ácido fólico.
- Al tomar metformina, se debe prestar especial atención a los niveles adecuados de B12.
- La combinación de inositol y melatonina puede mejorar la calidad de los óvulos en el SOP.
- La mayor probabilidad de concepción se encuentra en los dos días previos a la ovulación.
- El coenzima Q10 apoya especialmente la producción de energía en los óvulos de mujeres mayores.
- Una dieta rica en licopeno mejora la calidad del semen en los hombres.
- La restricción calórica juega un papel central en la mejora del hiperandrogenismo en el SOP.
- La calidad del cambio en la alimentación es más importante que una simple reducción de peso antes de la concepción.

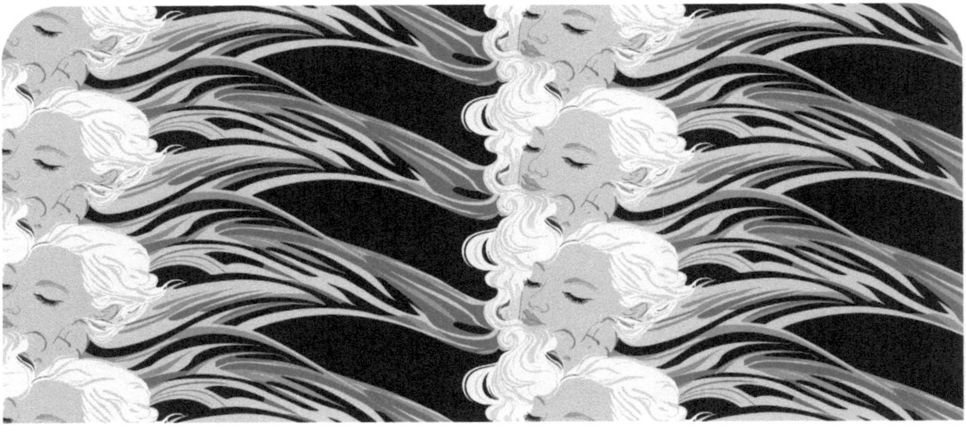

1. 3. 0. Apoyo médico

El apoyo médico en la planificación familiar después de los 40 plantea muchas preguntas: ¿Qué opciones de tratamiento están disponibles? ¿Cuáles son las probabilidades de éxito de las diferentes terapias? ¿Qué papel juegan las pruebas genéticas en el tratamiento del deseo de tener hijos? La medicina reproductiva moderna ha logrado avances significativos en las últimas décadas. Desde la fertilización in vitro hasta el diagnóstico preimplantacional, hoy en día hay un amplio espectro de métodos disponibles que pueden hacer posible el deseo de tener hijos incluso a una edad avanzada. Es importante evaluar realísticamente las condiciones y posibilidades individuales. La decisión de optar por un tratamiento médico para el deseo de tener hijos requiere una cuidadosa consideración de las opciones disponibles. Este capítulo ofrece una visión detallada sobre los métodos de tratamiento actuales y sus probabilidades de éxito, información importante para una toma de decisiones fundamentada.

> *„Para mujeres mayores de 35 años, se recomienda un examen de la reserva ovárica después de seis meses de intentos de embarazo sin éxito.“*

1. 3. 1. Tratamientos modernos de fertilidad

Los tratamientos modernos de fertilidad han avanzado notablemente en las últimas décadas y hoy ofrecen diversas opciones para las personas que desean tener hijos, especialmente para las parejas mayores de 40 años. El tiempo juega un papel crucial: cuanto antes se busque asesoramiento especializado, mejores serán las perspectivas de éxito [s38]. Para las mujeres mayores de 35 años, se recomienda realizar un examen de la reserva ovárica después de seis meses de intentos fallidos de embarazo [s39]. Esto permite una evaluación realista de la situación individual. Un primer paso típico es concertar una cita con un endocrinólogo reproductivo, quien examina tanto la fertilidad de la mujer como, a través de un análisis de semen, la del compañero masculino [s38]. La fertilización in vitro (FIV) es un pilar central del tratamiento moderno de fertilidad. Sin embargo, las perspectivas de éxito disminuyen notablemente con la edad: mientras que la tasa de implantación en mujeres de 30 años es de aproximadamente el 20%, en mujeres de 40 años cae por debajo del 4% [s40]. Para aumentar las posibilidades de éxito, a menudo se realiza un cribado genético preimplantacional (PGS) en mujeres mayores de 35 años. Este procedimiento permite identificar anomalías cromosómicas en los embriones y seleccionar solo aquellos sanos para la transferencia [s39]. Una opción especialmente prometedora para las mujeres mayores de 40 es la donación de óvulos. Las tasas de embarazo tras una donación de óvulos son comparables a las de mujeres en sus veintes [s39]. Esto significa concretamente: una mujer de 45 años que utiliza óvulos de una donante de 25 años tiene posibilidades de éxito similares a las de una mujer de 25 años en un embarazo natural. El diagnóstico genético preimplantacional (PGD) se ha establecido como una herramienta importante. No solo permite identificar enfermedades genéticas graves, sino que también puede reconocer embriones con mejores posibilidades de implantación [s41]. Se utilizan técnicas de vanguardia como la reacción en cadena de la polimerasa y la hibridación in situ por fluorescencia. Es notable la influencia positiva de las tecnologías de reproducción asistida en las tasas de natalidad de mujeres mayores de 35 años [s42]. En muchos países, como la República Checa, estos tratamientos son parcialmente cubiertos por el seguro de salud público, aunque generalmente solo hasta una cierta edad, concretamente hasta los 39 años [s42]. La decisión de optar por un tratamiento de fertilidad debe ser bien meditada. Las parejas a menudo informan de una sensación de seguridad al elegir este camino de manera consciente [s43]. Es importante un enfoque personalizado, ya que cada paciente presenta diferentes condiciones y antecedentes médicos [s39]. Para las parejas que consideran un tratamiento de fertilidad, se recomienda el siguiente procedimiento: primero, se debe llevar a cabo una consulta exhaustiva con un especialista. Durante esta consulta, se discutirán las perspectivas de éxito individuales de los diferentes métodos de tratamiento y se elaborará un plan de tratamiento a medida. Paralelamente, es aconsejable informarse sobre la cobertura de costos por parte del seguro de salud y, si es necesario, explorar opciones de financiamiento alternativas. Los aspectos éticos de la maternidad tardía están siendo discutidos cada vez más en la sociedad [s44]. Tanto los riesgos médicos como los factores sociales y económicos juegan un papel importante. Es fundamental entender que la decisión de ser padres a una edad avanzada a menudo está influenciada por diversas circunstancias de vida y debe ser considerada de manera diferenciada.

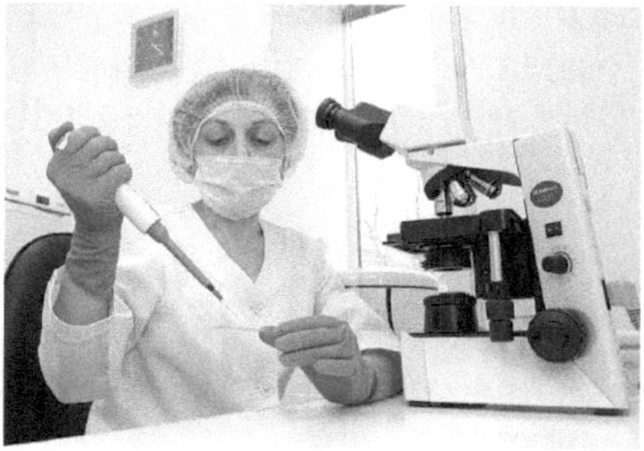

Fecundación in vitro [i3]

Glosario

Endocrinólogo reproductivo
Un médico especializado en trastornos hormonales y problemas de fertilidad que apoya a las parejas en la planificación familiar.

Fertilización in vitro
Un método de fertilización artificial en el que el óvulo se une a los espermatozoides fuera del cuerpo. Tras la fecundación exitosa, el embrión se implanta en el útero.

Hibridación in situ por fluorescencia
Un método para visualizar secciones específicas de ADN mediante colorantes fluorescentes, utilizado en el análisis cromosómico.

Reacción en cadena de la polimerasa
Un procedimiento de laboratorio para la amplificación de fragmentos de ADN que permite el análisis detallado del material genético.

1. 3. 2. Diagnóstico preimplantacional

El diagnóstico preimplantacional (PGD) se ha establecido como una herramienta importante en la medicina reproductiva moderna, especialmente para parejas con factores de riesgo genéticos o de edad avanzada. Esta tecnología se lleva a cabo siempre en combinación con una fertilización in vitro (FIV o ICSI) y permite un análisis genético de los embriones antes de la implantación en el útero [s45]. Existen tres tipos diferentes de diagnóstico preimplantacional: la PGT para aneuploidía (distribuciones cromosómicas anormales), para enfermedades monogénicas y para alteraciones estructurales cromosómicas [s46]. Especialmente relevante para parejas mayores de 40 años es el cribado de aneuploidías, ya que el riesgo de distribuciones cromosómicas anormales aumenta con la edad. La difusión de esta tecnología es notable: aproximadamente el 68% de las clínicas de FIV en EE. UU. ofrecen cribado genético preimplantacional (PGS) [s47]. Sin embargo, las opiniones sobre la eficacia varían considerablemente, y muchos expertos exigen más datos de investigación para confirmar el beneficio clínico. Un aspecto importante que las parejas deben tener en cuenta es el hecho de que la PGT para aneuploidía es una prueba de cribado y no una prueba diagnóstica [s46]. Esto significa concretamente: los resultados pueden ofrecer resultados falso positivos o falso negativos. Un ejemplo de la práctica: un embrión clasificado como "cromosómicamente anómalo" podría desarrollarse en un niño sano, mientras que un embrión clasificado como "normal" podría tener alteraciones cromosómicas. El fenómeno del mosaísmo merece especial atención, donde diferentes células de un embrión presentan diferentes características genéticas [s46]. La decisión sobre la transferencia de un embrión de este tipo es compleja y requiere un asesoramiento genético exhaustivo. Los últimos desarrollos tecnológicos ahora permiten predecir alrededor de 3 millones de variantes genéticas paternas y/o maternas con una precisión superior al 99% [s48]. Este método podría ser relevante en el futuro no solo para enfermedades hereditarias mendelianas, sino también para enfermedades más complejas con un trasfondo genético definido. La necesidad médica de una PGT se evalúa según criterios estrictos. Se considera adecuada cuando ambos socios son portadores de una enfermedad autosómica recesiva o cuando uno de los socios presenta una enfermedad autosómica dominante o heredada de forma cromosómica X [s49] [s50]. Las parejas deben ser conscientes de que la aplicación para enfermedades multifactoriales es actualmente limitada, ya que los componentes genéticos a menudo no se pueden predecir de manera confiable [s51]. Un tema controvertido es el uso de la PGT para la selección de sexo por razones no médicas [s50]. Las comisiones de ética evalúan esta aplicación de manera diferente, y las regulaciones legales varían considerablemente a nivel internacional. Para las parejas que consideran una PGT, el primer paso es una asesoría genética integral [s50]. Deben informarse sobre los diferentes métodos de análisis, que varían en términos de metodología, cromosomas analizados, costos y tiempo requerido [s52]. Un aspecto práctico importante también es la cuestión de la cobertura de costos por parte del seguro de salud, que varía según la indicación y la póliza. Los resultados del embarazo después de la PGT son comparables a los de la FIV convencional en transferencias de embriones congelados [s52]. Sin embargo, se debe tener precaución al interpretar los resultados a largo plazo, ya que los períodos de seguimiento a menudo son aún relativamente cortos [s45].

Glosario

Aneuploidía

Una desviación del número normal de cromosomas, donde faltan o hay cromosomas adicionales. Esto puede llevar a trastornos del desarrollo o abortos espontáneos.

Diagnóstico preimplantacional

Un procedimiento médico para examinar embriones en busca de características genéticas antes de la implantación en el útero. La evaluación se realiza mediante la extracción de células individuales del embrión temprano.

Enfermedades hereditarias mendelianas

Enfermedades que se transmiten según las reglas de herencia descubiertas por Gregor Mendel. Siguen un patrón predecible de herencia a través de generaciones.

Mosaísmo

Un fenómeno biológico en el que un organismo está compuesto por células con material genético diferente. Esto ocurre debido a mutaciones durante el desarrollo temprano.

Resumen - 1. 3. Apoyo médico

- La tasa de implantación en la FIV disminuye del 20% en mujeres de 30 años a menos del 4% en mujeres de 40 años.
- En la donación de óvulos, las mujeres de 45 años tienen posibilidades de éxito similares a las de 25 años en la concepción natural.
- El 68% de las clínicas de FIV en EE. UU. ofrecen cribado genético preimplantacional.
- Las últimas tecnologías de PGD permiten predecir 3 millones de variantes genéticas con más del 99% de precisión.
- En Chequia, los tratamientos de fertilidad son cubiertos por el seguro de salud público hasta los 39 años.
- La PGD distingue tres tipos principales: cribado para aneuploidía, enfermedades monogénicas y alteraciones en la estructura cromosómica.
- El mosaicismo, en el que las células del embrión presentan diferentes características genéticas, complica la interpretación de la PGD.
- En mujeres mayores de 35 años, se recomienda una evaluación de la reserva ovárica después de seis meses de intentos fallidos.
- Los resultados de embarazo tras la PGD son comparables a los de la FIV convencional en transferencias de embriones congelados.

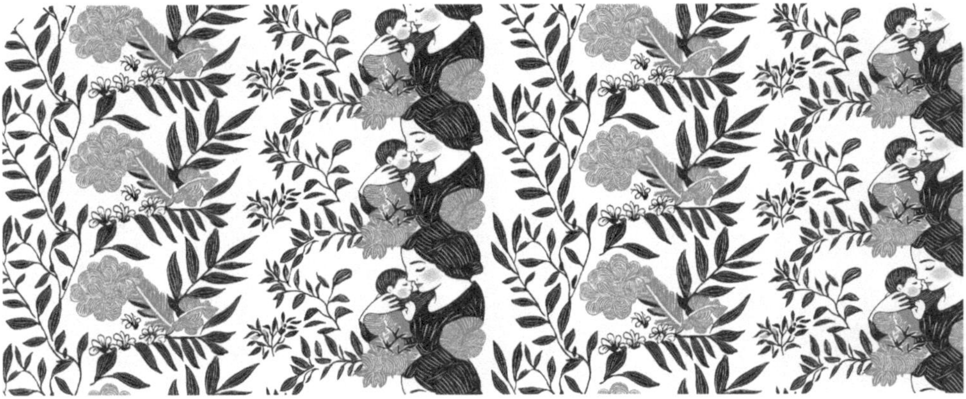

Revisión - 1. Deseo de tener hijos y fertilidad después de los 40

- El nivel de testosterona en los hombres disminuye anualmente entre un 1-2% después de los 30 años, siendo que la cantidad de células de Leydig en hombres mayores de 40 años puede reducirse hasta en un 44%.
- El 90% de los casos de disfunción eréctil se deben a problemas médicos y no a la edad en sí.
- Durante el envejecimiento testicular, más de 1500 mRNAs y 715 lncRNAs muestran cambios en sus niveles.
- En mujeres mayores de 40 años, el riesgo de anomalías cromosómicas es diez veces mayor que en mujeres de 25 años.
- El gen clave recientemente identificado, TOP2B, juega un papel importante en los trastornos del desarrollo en embriones tempranos.
- Una dieta rica en omega-3 ha demostrado ser beneficiosa, mientras que un alto contenido de ácidos grasos omega-6 muestra efectos negativos.
- La tasa de implantación en la FIV disminuye del 20% en mujeres de 30 años a menos del 4% en mujeres de 40 años.
- Las tecnologías más recientes permiten predecir alrededor de 3 millones de variantes genéticas paternas y/o maternas con una precisión superior al 99%.
- La motilidad de los espermatozoides se reduce aproximadamente un 1,2% por cada 5 años de vida.
- El 68% de las clínicas de FIV en EE. UU. ofrecen cribado genético preimplantacional.
- Con estos hallazgos fundamentales sobre la fertilidad en la edad avanzada, surge ahora la emocionante pregunta de cuáles son los desafíos y oportunidades especiales que conlleva un embarazo más allá de los 40.

2. 0. 0. Embarazo en edad avanzada

Un embarazo después de los 40 años presenta desafíos especiales para los futuros padres. ¿Cómo se puede minimizar el riesgo elevado de complicaciones durante el embarazo? ¿Qué medidas preventivas son sensatas? ¿Y qué papel juegan las cargas laborales en esta fase sensible? Los avances médicos de las últimas décadas han mejorado significativamente las posibilidades de un embarazo tardío seguro. Sin embargo, un embarazo a esta edad requiere una atención especial: desde el asesoramiento genético hasta exámenes de prevención adaptados y programas de ejercicio específicos. Este capítulo examina estrategias basadas en evidencia para un desarrollo óptimo del embarazo más allá de los 40. Se demuestra que, con la preparación y el acompañamiento adecuados, los embarazos tardíos también pueden ser exitosos. Las siguientes páginas ofrecen recomendaciones concretas que le ayudarán a tomar decisiones bien informadas para su situación individual.

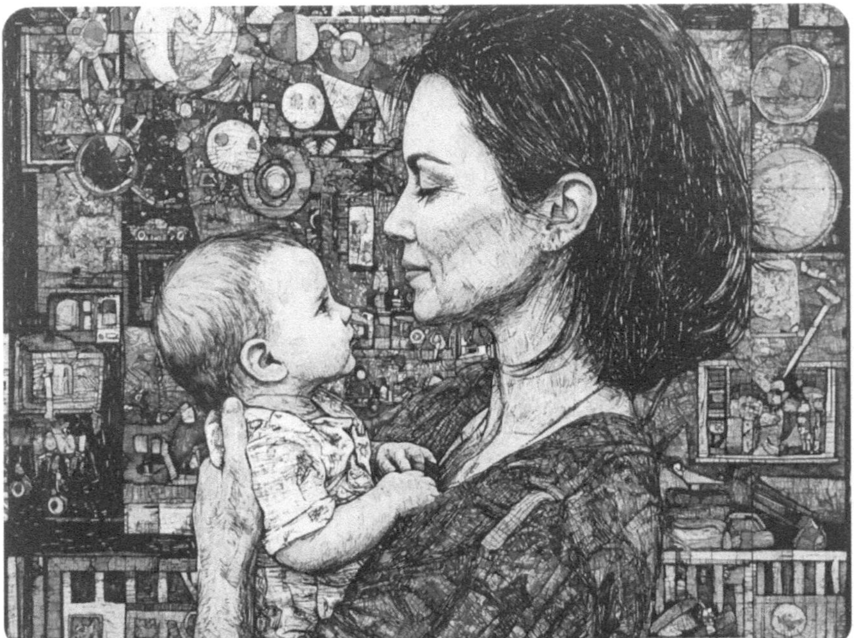

2. 1. 0. Atención médica preventiva

¿Cómo cambia la necesidad de atención médica preventiva con el aumento de la edad? ¿Qué exámenes específicos son especialmente relevantes para los futuros padres mayores de 40 años? Estas preguntas preocupan a muchas personas que deciden tener un hijo en la segunda mitad de la vida. La atención médica preventiva juega un papel central en un embarazo a edad avanzada. Incluye tanto exámenes de salud generales como asesoramiento y pruebas genéticas específicas. No solo se trata de la salud del futuro niño, sino también de la atención óptima de la madre durante el embarazo. Las siguientes páginas ofrecen una visión sistemática sobre los exámenes preventivos recomendados y muestran las opciones de diagnóstico prenatal disponibles. Con este conocimiento, podrá tomar decisiones informadas junto con sus médicos para su situación individual.

> *„A partir de los 45 años, la prevención del cáncer de colon se vuelve especialmente importante, siendo la colonoscopia el estándar de oro y debiendo realizarse cada 10 años."*

2. 1. 1. Exámenes de prevención especiales

A medida que se avanza en edad, la atención médica preventiva se vuelve cada vez más importante, ya que el riesgo de diversas enfermedades aumenta [s53]. Para las personas mayores de 40 años, hay una serie de exámenes de prevención especiales que deben realizarse de manera sistemática y en intervalos de tiempo determinados. Un pilar central de la prevención es el examen de salud general para personas entre 40 y 74 años. Este examen gratuito evalúa el riesgo de salud, especialmente en relación con enfermedades cardiovasculares, diabetes y enfermedades renales [s54]. Se registran parámetros básicos como altura, peso, presión arterial y niveles de colesterol. Un enfoque particular se centra en la evaluación del riesgo cardiovascular para los próximos 10 años. En el marco de este examen, también se presenta la oportunidad de hablar con el médico sobre cambios importantes en el estilo de vida. El control de la presión arterial y del colesterol debe realizarse regularmente a partir de los 40 años [s55]. Mientras que la presión arterial debe medirse al menos una vez al año, en el caso de niveles de colesterol normales, un control cada 5 años es suficiente. Si hay factores de riesgo como sobrepeso, falta de ejercicio o antecedentes familiares, se recomiendan controles más frecuentes. Un consejo práctico: muchas farmacias ofrecen mediciones de presión arterial gratuitas; aproveche esta oportunidad para chequeos intermedios. A partir de los 45 años, la prevención del cáncer de colon se vuelve especialmente importante [s55]. Existen varios métodos de examen disponibles, siendo la colonoscopia el estándar de oro. Debe realizarse cada 10 años. Métodos alternativos o complementarios incluyen la prueba anual de sangre oculta en las heces. Para las mujeres mayores de 40, exámenes de prevención específicos de género son fundamentales [s56]. Se recomienda de manera estándar la mamografía anual para la detección temprana del cáncer de mama a partir de esta edad. Además, se debe realizar un examen clínico de mamas cada tres años. La prueba de Papanicolaou para la detección temprana del cáncer de cuello uterino se recomienda cada tres años, y en combinación con una prueba de VPH, se pueden establecer intervalos de 5 años. La prevención ocular adquiere cada vez más importancia a partir de los 40 años [s55]. Los expertos recomiendan un examen completo cada 2-4 años; a partir de los 55 años, el ritmo debe acortarse a 1-3 años. En este examen no solo se evalúa la agudeza visual, sino también posibles enfermedades oculares como glaucoma o degeneración macular. Un área a menudo subestimada es la prevención dental [s55]. Se recomienda un control dental óptimo dos veces al año, aunque al menos una revisión anual debe ser realizada. En este examen, no solo se evalúa el estado de los dientes, sino también las encías y la mucosa oral. El cribado para la diabetes tipo 2 merece especial atención [s55]. A partir de los 35 años, se recomienda un control cada tres años en caso de sobrepeso. Un consejo práctico: preste atención a señales de advertencia como sed excesiva o micción frecuente y coméntelo con su médico.

Además, hay otros exámenes de prevención importantes [s57] que deben discutirse individualmente con el médico:
- Cribado de aneurisma de aorta abdominal en fumadores
- Cribado de depresión
- Asesoramiento nutricional en caso de riesgo elevado de enfermedades crónicas
- Cribado de hepatitis C para todos entre 18 y 79 años
- Cribado de cáncer de pulmón en pacientes de riesgo entre 50 y 80 años

Un aspecto práctico importante: la mayoría de los exámenes de prevención son cubiertos al 100% por las aseguradoras de salud si se realizan en proveedores de la red [s58]. Se recomienda crear un calendario personal de prevención y establecer recordatorios en el teléfono inteligente para no perder citas importantes. También piense en las vacunas regulares [s53]. La vacuna anual contra la gripe es especialmente importante a partir de los 40 años, así como la actualización de las vacunas estándar. Hable con su médico sobre el plan de vacunación óptimo para su situación individual.

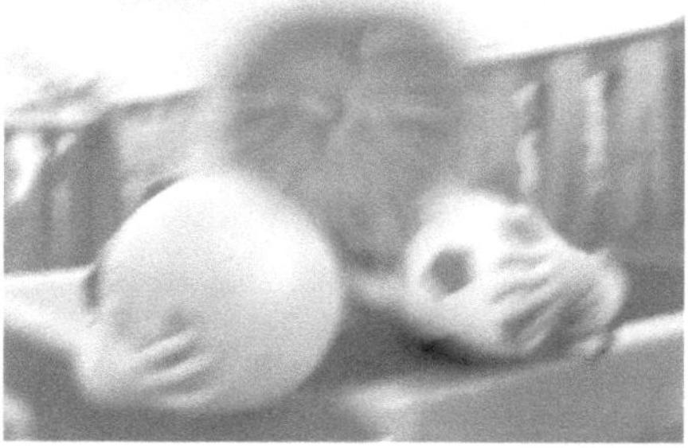

Degeneración macular [i4]

Glosario

Aneurisma de aorta abdominal
Una peligrosa dilatación de la arteria principal en la cavidad abdominal, que puede crecer sin ser detectada y causar hemorragias internas potencialmente mortales en caso de ruptura.

Colonoscopia
Un método de examen médico en el que se observa el intestino grueso desde adentro con un instrumento flexible (endoscopio). El examen permite detectar y eliminar directamente pólipos que podrían desarrollarse en cáncer.

Degeneración macular
Una enfermedad de la retina relacionada con la edad, en la que el área de la visión más aguda (mácula) se destruye progresivamente. Esto conduce a limitaciones en la lectura, reconocimiento de rostros y realización de actividades que requieren visión precisa.

Glaucoma
Una enfermedad ocular, también conocida como 'ojo de presión alta', en la que el nervio óptico se daña debido a un aumento de la presión intraocular. Sin tratamiento, esto puede llevar a la ceguera.

2. 1. 2. Asesoramiento y pruebas genéticas

El asesoramiento y la prueba genética adquieren una importancia creciente, especialmente para los padres mayores de 40 años, ya que con la edad aumenta el riesgo de anomalías genéticas en el niño [s59]. Un asesoramiento genético integral debería idealmente llevarse a cabo antes de un embarazo planificado, para identificar posibles riesgos de manera temprana y discutir las opciones de acción correspondientes [s60]. En el marco del asesoramiento genético, se realiza primero una historia familiar detallada. Se registran sistemáticamente las enfermedades genéticas en la familia de ambos padres y se analizan los posibles riesgos [s61]. Los asesores se toman el tiempo para explicar de manera comprensible los complejos vínculos genéticos y abordan individualmente las preguntas y preocupaciones de los futuros padres. Un consejo práctico: prepárese para la consulta creando un árbol genealógico de su familia con enfermedades conocidas. Para la prueba genética, hay varios procedimientos disponibles. Antes de un embarazo, ambos padres pueden someterse a un cribado de portadores: una simple prueba de sangre o saliva que proporciona información sobre posibles enfermedades genéticas recesivas [s62]. Esto permite una evaluación temprana del riesgo y una planificación familiar adecuada. Durante el embarazo, las opciones de pruebas no invasivas han avanzado significativamente en los últimos años. La prueba de ADN libre de células prenatal a partir de la sangre materna se puede realizar a partir de la décima semana de embarazo y proporciona información con alta precisión sobre posibles alteraciones cromosómicas en el feto [s63]. Esta prueba se recomienda especialmente para mujeres embarazadas mayores de 40 años. En caso de resultados de cribado anormales o factores de riesgo específicos, se pueden ofrecer procedimientos diagnósticos invasivos como la biopsia de vellosidades coriónicas (10-12 semanas de gestación) o la amniocentesis (15-18 semanas de gestación) [s64]. Estas pruebas proporcionan resultados muy precisos, pero están asociadas con un bajo riesgo de aborto espontáneo (CVS: 0,5-1,0%, amniocentesis: 0,25-0,50%) [s64]. La decisión de realizar o no estas pruebas debe ser bien considerada. Los estudios muestran que muchos futuros padres tienen sentimientos ambivalentes al decidir sobre pruebas genéticas [s65]. Por un lado, existe el deseo de certeza y la posibilidad de prepararse para posibles particularidades. Por otro lado, hay temores sobre las pruebas en sí y sobre posibles decisiones difíciles. Un consejo práctico: tómese el tiempo necesario para tomar decisiones y no dude en discutir todas sus preguntas con su asesor genético. El asesoramiento genético también considera aspectos éticos, legales y psicosociales [s66]. Los asesores ayudan a incorporar los valores y creencias personales en el proceso de toma de decisiones. Es importante saber: todas las pruebas genéticas son voluntarias, y la decisión recae únicamente en los futuros padres. Un enfoque especial se centra en el asesoramiento preconcepcional, que es de gran importancia, especialmente en regiones con matrimonios consanguíneos frecuentes [s60]. Aquí se pueden identificar riesgos de manera temprana y tomar las medidas preventivas adecuadas. Los costos del asesoramiento genético y muchas pruebas estándar son cubiertos por las aseguradoras de salud públicas, siempre que existan ciertas indicaciones [s63]. Un consejo práctico: aclare la cobertura de costos con su aseguradora antes de realizar pruebas específicas.

Glosario

Amniocentesis
Un procedimiento diagnóstico en el que se extrae líquido amniótico a través de la pared abdominal de la madre. El líquido amniótico contiene células desprendidas del feto que pueden ser examinadas genéticamente.

Biopsia de vellosidades coriónicas
Un método de examen en el que se extrae tejido de la placenta. Las vellosidades son proyecciones en forma de dedo de la membrana externa del óvulo y contienen la misma información genética que el embrión.

preconcepcional
Se refiere al período antes de la concepción. Las medidas en esta fase sirven para la preparación de un embarazo planificado.

Resumen - 2. 1. Atención médica preventiva

- La evaluación de salud general entre 40 y 74 años valora el riesgo a 10 años de enfermedades cardiovasculares.
- Con niveles de colesterol normales, es suficiente un control cada 5 años.
- La colonoscopia, como estándar de oro en la prevención del cáncer de colon, debe realizarse cada 10 años a partir de los 45.
- A partir de los 40, se recomienda anualmente la mamografía para la detección temprana del cáncer de mama.
- La prueba de Papanicolaou en combinación con la prueba de VPH permite intervalos de 5 años.
- El control ocular debe realizarse cada 1-3 años a partir de los 55 años.
- En caso de sobrepeso, se recomienda un cribado de diabetes cada tres años a partir de los 35.
- La prueba prenatal de ADN libre de células a partir de sangre materna es posible a partir de la 10ª semana de gestación.
- La biopsia de vellosidades coriónicas (10-12 semanas de gestación) tiene un riesgo de aborto espontáneo del 0,5-1,0%.
- La amniocentesis (15-18 semanas de gestación) tiene un riesgo de aborto espontáneo del 0,25-0,50%.
- Un cribado de portadores antes del embarazo puede detectar enfermedades genéticas recesivas mediante pruebas de sangre o saliva.

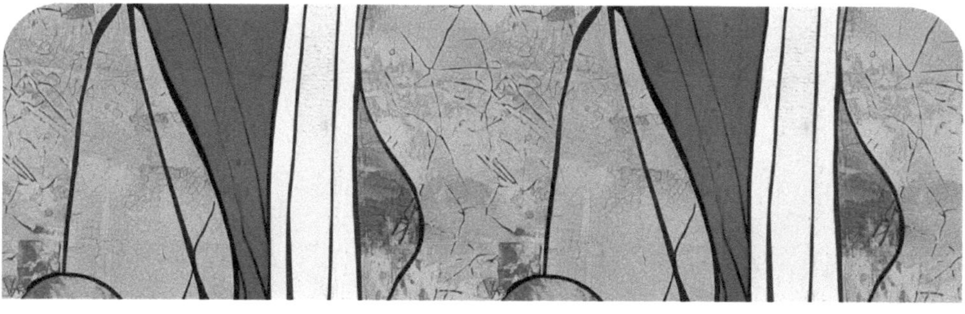

2. 2. 0. Gestión de la salud

La salud de los futuros padres mayores de 40 años enfrenta desafíos especiales. ¿Cómo se puede integrar un programa de ejercicio equilibrado en la a menudo apretada rutina diaria? ¿Qué papel juegan las presiones laborales en el bienestar físico y mental? La balanza entre carrera, familia y salud personal requiere estrategias bien pensadas y enfoques realistas. Los hallazgos científicos muestran que el ejercicio específico y la gestión efectiva del estrés son factores centrales para un embarazo saludable en la edad avanzada. No se trata de recomendaciones generales, sino de conceptos adaptados individualmente que consideran la situación de vida específica. Las siguientes secciones ofrecen perspectivas basadas en evidencia y enfoques prácticos sobre cómo puede apoyar activamente su salud en esta fase especial de la vida.

> *„Los programas de ejercicio para padres mayores de 40 años deberían incluir ejercicios de prevención de caídas que se puedan integrar fácilmente en la vida diaria, como el equilibrio en una pierna mientras se cepillan los dientes.“*

2. 2. 1. Programas de ejercicio adaptados

Los programas de ejercicio para padres mayores de 40 años deben adaptarse de manera individual para ser exitosos y promover la salud a largo plazo. Las demandas particulares de esta etapa de la vida, entre el trabajo, la familia y la salud personal, requieren enfoques a medida que sean tanto efectivos como prácticos [s67]. Un programa de ejercicio basado en evidencia combina diferentes formas de entrenamiento. El entrenamiento de resistencia es especialmente importante y debe realizarse de dos a tres veces por semana [s68]. Por ejemplo, los padres pueden realizar un entrenamiento de fuerza de 30 minutos por la mañana antes del trabajo o por la noche, cuando los niños están en la cama. Ejercicios prácticos como sentadillas, flexiones o planchas se pueden realizar fácilmente en casa y requieren poco equipo. La adherencia - es decir, la persistencia a largo plazo - se fomenta especialmente a través de formatos grupales [s67]. Un enfoque práctico es la formación de grupos de entrenamiento para padres en el vecindario que se reúnan regularmente para entrenar juntos. Esto no solo crea apoyo social, sino que también permite un valioso intercambio de experiencias entre personas afines. Para un programa equilibrado, el aumento progresivo es crucial [s68]. Un ejemplo: comience con dos series de 12 repeticiones por ejercicio y aumente cada dos semanas ya sea el peso o añada una serie adicional. Es importante calentar previamente, por ejemplo, con 5-10 minutos de trote ligero o ejercicios de estiramiento dinámico. La integración de ejercicios de prevención de caídas se vuelve cada vez más importante a partir de los 40 años [s69]. Ejercicios prácticos para esto son mantenerse en una pierna mientras se cepillan los dientes o ejercicios de equilibrio mientras se espera el autobús. Estos se pueden integrar fácilmente en la vida diaria y mejoran comprobablemente el equilibrio y la coordinación. Otro aspecto importante es la transmisión de conocimientos sobre salud durante el entrenamiento [s67]. Los entrenadores o líderes de grupo deben explicar regularmente los efectos positivos de los ejercicios, como cómo las sentadillas no solo fortalecen los músculos de las piernas, sino que también estimulan el metabolismo y mejoran la densidad ósea. El diseño del programa debe considerar las ventanas de tiempo típicas de los padres que trabajan. Las sesiones de entrenamiento cortas pero intensas de 20-30 minutos pueden ser efectivas. Estas se pueden realizar, por ejemplo, durante el almuerzo o mientras los niños practican deportes. Un programa completo idealmente incluye de ocho a diez ejercicios diferentes para todos los grupos musculares principales [s68]. La combinación de entrenamiento de fuerza y resistencia es especialmente efectiva. Mientras que el entrenamiento de fuerza mejora la fuerza muscular, la densidad ósea y la función articular, el entrenamiento aeróbico apoya la salud cardiovascular [s68]. Un consejo práctico es el "Active Parenting": utilice actividades familiares como andar en bicicleta, nadar o hacer senderismo como entrenamiento conjunto. La revisión y adaptación regular del programa es esencial. Lleve un registro de entrenamiento y revise sus progresos cada 4-6 semanas. Esto no solo motiva, sino que también ayuda en el desarrollo específico del programa. Para lograr éxitos sostenibles, no se debe subestimar el componente social [s67]. Organice eventos de fitness familiares o forme un grupo de deporte para padres en el vecindario. El intercambio con otros y la motivación mutua pueden contribuir decisivamente al éxito a largo plazo.

Glosario

Adherencia

Término médico que se refiere a la fidelidad terapéutica de un paciente. Describe cuán precisamente alguien sigue un plan de tratamiento o un programa de entrenamiento acordado y lo implementa de manera responsable.

2. 2. 2. Manejo de las cargas laborales

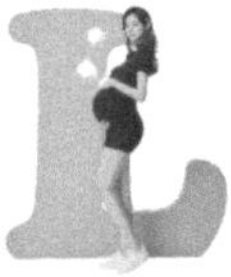

Las cargas laborales representan un desafío particular para los padres mayores de 40 años, ya que a menudo deben equilibrar múltiples roles y responsabilidades [s70]. La combinación de exigencias laborales, crianza de los hijos y, posiblemente, el cuidado de familiares mayores puede llevar a un estrés significativo por roles [s71]. Una gestión efectiva del estrés comienza con la identificación de los factores de carga individuales. Para ello, puede ser útil llevar un diario de estrés durante dos semanas, en el que se documenten situaciones, emociones y reacciones físicas. Esto permite identificar patrones de carga y tomar medidas específicas [s72]. Particularmente, las mujeres en la mediana edad informan sobre el desafío de equilibrar diferentes áreas de la vida [s70]. Un enfoque práctico es la implementación de límites claros entre el trabajo y la vida privada. Esto puede significar no revisar correos electrónicos laborales después del horario de trabajo o programar tiempos familiares fijos que no sean interrumpidos por compromisos laborales.

El desarrollo de resiliencia juega un papel central [s72]. Los ejercicios de atención plena, que se pueden integrar bien en la rutina laboral, pueden ser de ayuda. Por ejemplo:
- Tres respiraciones profundas antes de reuniones importantes
- Percepción consciente del entorno durante el almuerzo
- Meditación breve en el lugar de trabajo (5-10 minutos)

Un aspecto importante es también la previsión para el futuro profesional. Los llamados MOTs de media vida (Mot = Ministry of Transport Test) ofrecen la oportunidad de reflexionar sobre la propia situación laboral y realizar ajustes [s73]. Esto puede significar, por ejemplo:
- Explorar oportunidades de formación
- Reestructurar horarios laborales
- Planificar trayectorias profesionales alternativas

No se deben subestimar los efectos físicos del estrés. Los estudios muestran una relación directa entre la carga laboral y los problemas gastrointestinales [s74]. Las medidas preventivas pueden incluir:
- Tomar descansos regulares
- Prestar atención a una dieta equilibrada
- Beber suficiente agua
- Integrar el ejercicio en la rutina laboral

Particularmente en profesiones médicas, se observa que los entornos laborales negativos y los riesgos de agotamiento también siguen siendo relevantes en etapas posteriores de la carrera [s75]. Aquí es importante construir y mantener activamente redes de apoyo. Esto puede lograrse a través de:
- Programas de mentoría
- Asesoramiento entre colegas
- Supervisión
- Participación en asociaciones profesionales

La integración de la vida laboral y familiar a menudo requiere soluciones creativas [s75]. Ejemplos de estrategias prácticas son:
- Modelos de trabajo compartido
- Horarios laborales flexibles
- Días de trabajo desde casa
- Semana laboral comprimida

Para los jóvenes adultos que también asumen responsabilidades de cuidado, es especialmente importante establecer expectativas realistas [s71]. Enfoques útiles son:
- Priorización de las tareas más importantes
- Delegación de responsabilidades
- Uso de servicios de apoyo
- "Tiempo para uno mismo" regular

El desarrollo de estrategias individuales de manejo del estrés debe ser apoyado por asesoramiento profesional [s72]. En sesiones grupales, los afectados pueden aprender unos de otros y fortalecerse mutuamente. Ejercicios prácticos para la reducción del estrés, como la relajación muscular progresiva o técnicas de visualización, se pueden integrar bien en la rutina laboral. Un enfoque holístico para manejar las cargas laborales también considera la perspectiva a largo plazo [s73]. Esto incluye la revisión regular del equilibrio entre trabajo y vida personal y, si es necesario, la adaptación de los objetivos profesionales a las circunstancias vitales cambiantes.

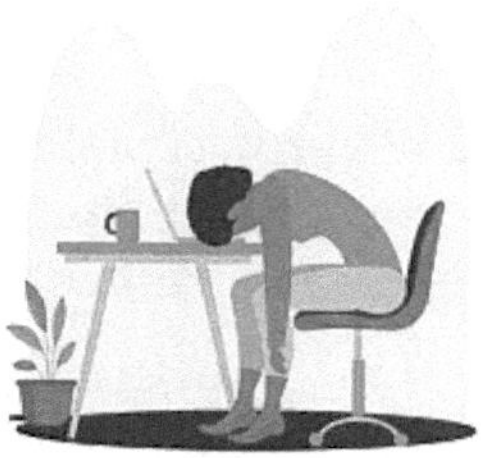

Agotamiento laboral [i5]

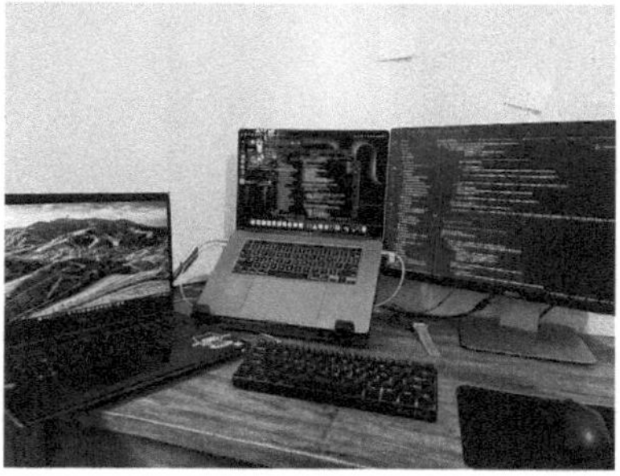

Teletrabajo [i6]

Glosario

Gastrointestinal
Se refiere al tracto gastrointestinal y todos los órganos digestivos asociados. Incluye todo el recorrido de los alimentos desde la ingesta hasta la excreción.

Resiliencia
La capacidad psicológica que permite a las personas superar crisis y situaciones difíciles sin sufrir efectos duraderos. Puede fortalecerse a través de ejercicios y experiencias específicas.

Supervisión
Una forma de asesoramiento profesional en la que un supervisor capacitado ayuda a individuos o equipos a reflexionar sobre situaciones laborales y desarrollar soluciones.

Resumen - 2. 2. Gestión de la salud

- Programas de ejercicio basados en la ciencia para mayores de 40 combinan entrenamiento de resistencia y de resistencia cardiovascular con 2-3 sesiones por semana.
- Los ejercicios de prevención de caídas adquieren una importancia significativa a partir de los 40 y pueden integrarse en las actividades diarias.
- La adherencia se fomenta especialmente a través de formatos grupales y apoyo social en grupos de entrenamiento.
- El aumento progresivo, comenzando con dos series de 12 repeticiones, es crucial para el éxito del entrenamiento.
- Sesiones cortas e intensas de 20-30 minutos pueden ser efectivas y se pueden integrar en pausas laborales.
- Los múltiples roles y responsabilidades a menudo conducen a un aumento del estrés por roles en padres mayores de 40.
- Los MOTs de mediana edad ofrecen oportunidades estructuradas para la reorientación y adaptación profesional.
- Los estudios muestran correlaciones directas entre la carga laboral y los problemas gastrointestinales.
- Los programas de supervisión y mentoría siguen siendo relevantes para la prevención del burnout en etapas posteriores de la carrera.
- La integración de la vida laboral y familiar se optimiza mediante modelos de trabajo compartido y semanas laborales comprimidas.

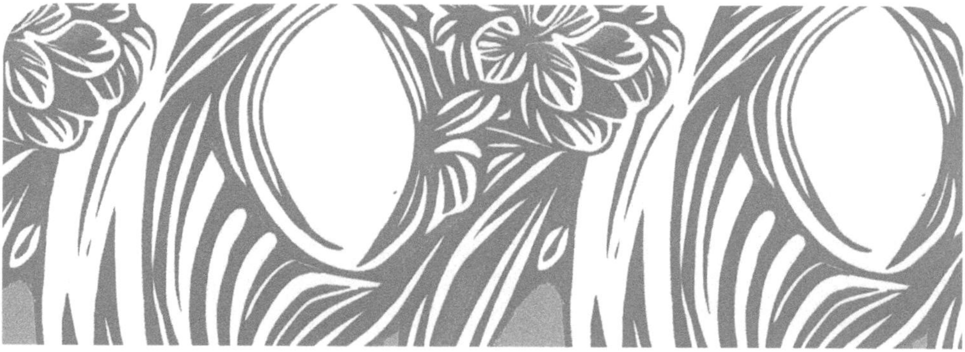

2. 3. 0. Desafíos especiales

Un embarazo después de los 40 años conlleva desafíos médicos específicos que requieren atención y cuidado especial. ¿Cómo se pueden minimizar eficazmente estos riesgos? ¿Qué medidas preventivas están respaldadas por la ciencia y qué papel juega la colaboración interdisciplinaria de diversas especialidades médicas? Los dos aspectos principales que se centran especialmente en los embarazos tardíos son el aumento del riesgo de diabetes gestacional y el funcionamiento óptimo de la placenta. Ambos factores tienen amplias repercusiones en la salud de la madre y el niño. ¿Qué significa esto concretamente para la atención médica y la vida cotidiana de la futura madre? La buena noticia es que, a través de intervenciones tempranas y estrategias de prevención específicas, muchos de estos desafíos se pueden manejar con éxito. Las siguientes secciones mostrarán qué medidas basadas en evidencia están disponibles y cómo se pueden utilizar de manera óptima.

„En embarazos a partir de los 40 años, el riesgo de diabetes gestacional aumenta significativamente."

2. 3. 1. Prevención de diabetes gestacional

En los embarazos a partir de los 40 años, el riesgo de diabetes gestacional (diabetes gestacional) aumenta significativamente [s76]. Esta forma de diabetes aparece por primera vez durante el embarazo y representa un desafío especial tanto para la madre como para el feto. La buena noticia es que, mediante medidas de prevención específicas, se puede reducir considerablemente el riesgo. El embarazo actúa como una prueba de estrés natural para el cuerpo materno y puede revelar problemas de salud ocultos [s77]. Especialmente en mujeres mayores de 40 años, es recomendable recibir asesoramiento preconcepcional integral antes del embarazo. En este contexto, el enfoque debe estar en los niveles de glucosa en sangre; un valor óptimo de HbA1c es inferior al 6,5% [s76]. Un enfoque integral de prevención abarca varias áreas: El cambio en la alimentación juega un papel central. Una dieta controlada en carbohidratos ayuda a mantener estables los niveles de glucosa en sangre [s77]. En la práctica, esto significa preferir carbohidratos complejos y distribuir las comidas a lo largo del día. Por ejemplo, un desayuno de pan integral con un acompañamiento rico en proteínas, complementado con verduras, es adecuado. Entre las comidas principales, pequeños refrigerios como un puñado de nueces o un yogur natural con frutas pueden estabilizar la glucosa. El ejercicio regular es el segundo pilar importante de la prevención [s76]. Se recomiendan actividades moderadas como caminatas diarias de 30 minutos, yoga para embarazadas o natación. Estas actividades no solo mejoran la sensibilidad a la insulina, sino que también fortalecen la condición física general. La gestión del peso merece atención especial, ya que el sobrepeso aumenta el riesgo de diabetes gestacional [s76]. Idealmente, se debe aspirar a un peso saludable antes del embarazo. Durante el embarazo, el aumento de peso debe ser controlado en consulta con el médico. Un monitoreo cercano es esencial [s76]. Controles regulares de glucosa en sangre, inicialmente con el médico y luego de manera autónoma en casa, permiten reaccionar tempranamente a los cambios. Un diario de glucosa puede ayudar a identificar patrones y ajustar la dieta en consecuencia. La prevención de la diabetes gestacional es especialmente importante, ya que la enfermedad puede tener consecuencias de gran alcance. No solo aumenta el riesgo de complicaciones durante el embarazo, sino también el de diabetes y enfermedades cardiovasculares en la madre a largo plazo [s77]. Además, existe un mayor riesgo de sepsis neonatal en los recién nacidos varones [s78]. Un aspecto a menudo subestimado es el estrés psicológico que puede acompañar al diagnóstico. Por lo tanto, el apoyo de la familia y del personal médico es esencial. Muchos hospitales ofrecen cursos especiales para embarazadas con riesgo elevado de diabetes, donde se brindan consejos prácticos sobre alimentación y ejercicio. La colaboración interprofesional de diversas especialidades, desde ginecólogos hasta diabetólogos y nutricionistas, garantiza una atención óptima [s76]. Estos expertos pueden desarrollar estrategias de prevención adaptadas individualmente y acompañar a la madre durante el embarazo. En resumen, la prevención de la diabetes gestacional en mujeres mayores de 40 años es una tarea compleja, pero manejable. La clave del éxito radica en la intervención temprana y en la implementación constante de medidas preventivas en la vida diaria.

Glosario

Diabetes gestacional
Una forma temporal de diabetes que es provocada por cambios hormonales en la placenta y que generalmente se resuelve después del parto. El diagnóstico se realiza mediante una prueba de carga de glucosa específica entre la semana 24 y 28 de embarazo.

sepsis neonatal
Una infección grave en el recién nacido durante los primeros 28 días de vida, causada por bacterias, virus o hongos, que se disemina a través del torrente sanguíneo por todo el cuerpo.

2. 3. 2. Optimización de la función placentaria

La función óptima de la placenta es especialmente crucial en los embarazos a partir de los 40 años, ya que actúa como un órgano vital de conexión entre la madre y el niño [s79]. Una placenta que funcione adecuadamente es fundamental para el suministro de nutrientes y oxígeno al feto, así como para la eliminación de productos de desecho metabólico. En la supervisión de la función placentaria, diversas señales de advertencia juegan un papel importante. Estas incluyen un crecimiento fetal ralentizado o movimientos fetales reducidos [s79]. Por lo tanto, las futuras madres deben llevar un diario de movimientos y prestar atención diariamente a los patrones de actividad de su bebé no nacido. Como regla general, se considera normal sentir al menos 10 movimientos en un período de 2 horas. Si se perciben significativamente menos movimientos, se debe contactar de inmediato a la partera o al ginecólogo. La función placentaria puede ser apoyada mediante diversas medidas preventivas. Un papel central lo desempeña la ingesta de aspirina en dosis bajas para la prevención de preeclampsia [s80]. Esta profilaxis debe comenzar idealmente antes de la semana 16 de embarazo para reducir significativamente el riesgo de hipertensión gestacional [s81]. La dosis típica es de 100 mg diarios, siendo recomendable tomarla por la noche. La atención a la nutrición es especialmente importante. Una dieta equilibrada con suficientes micronutrientes apoya la función placentaria óptima [s82]. En la práctica, esto significa consumir diariamente verduras y frutas de diferentes colores, incluir proteínas de alta calidad y asegurar una ingesta adecuada de líquidos. Un protocolo de alimentación puede ayudar a mantener un seguimiento de la ingesta de nutrientes importantes. El control regular de la presión arterial es otro aspecto crucial, ya que los trastornos hipertensivos pueden afectar la función placentaria [s81]. Idealmente, la presión arterial debe medirse y documentarse a la misma hora todos los días. Los valores superiores a 140/90 mmHg deben ser evaluados por un médico. Un factor a menudo subestimado es la influencia del estrés crónico en la función placentaria [s80]. Técnicas de relajación como la relajación muscular progresiva o meditaciones guiadas pueden ayudar a reducir los niveles de estrés. Además, el ejercicio moderado regular, como el yoga prenatal o la natación, tiene un efecto positivo en la circulación de la placenta. El desarrollo de la función placentaria debe ser monitoreado mediante exámenes de control regulares. Las modernas ecografías permiten evaluar la circulación de la placenta y detectar anomalías de manera temprana [s80]. Estos exámenes deben realizarse con mayor frecuencia en mujeres embarazadas mayores de 40 años que en mujeres más jóvenes. Un enfoque interdisciplinario en la atención es especialmente importante. La colaboración entre ginecólogos, parteras y, si es necesario, otros especialistas permite una supervisión óptima y una rápida respuesta a los cambios [s80]. Muchas clínicas ofrecen consultas especiales para embarazos de alto riesgo, garantizando una atención cercana. La optimización de la función placentaria es un proceso dinámico que requiere atención continua. A través de la combinación de diversas medidas preventivas y un monitoreo regular, se pueden minimizar los riesgos y aumentar las posibilidades de un curso positivo del embarazo [s81]. Es importante que las futuras madres mayores de 40 años estén activamente involucradas en este proceso y apliquen de manera consistente las medidas recomendadas.

Glosario

Feto

Término para el niño no nacido desde la semana 9 de embarazo hasta el nacimiento. En esta fase, se desarrollan todos los sistemas de órganos importantes y el niño comienza a adquirir características humanas.

Ginecólogo

Un médico especializado en ginecología, que se ocupa del tratamiento de enfermedades y trastornos de los órganos reproductivos femeninos, así como del cuidado durante el embarazo y el parto.

Placenta

Un órgano temporal que se desarrolla en el útero durante el embarazo. Está compuesto de tejido fetal y materno y tiene un tamaño promedio de 15-20 cm y un peso de aproximadamente 500-600 gramos al nacer.

Preeclampsia

Una enfermedad específica del embarazo que típicamente se desarrolla después de la semana 20 de gestación y se caracteriza por una alteración en la formación de vasos sanguíneos en la placenta. Si no se trata, puede llevar a complicaciones potencialmente mortales.

Resumen - 2. 3. Desafíos especiales

- El riesgo de diabetes gestacional aumenta significativamente en mujeres mayores de 40 años.
- Se debe aspirar a un valor de HbA1c por debajo del 6,5% antes del embarazo.
- Los recién nacidos varones de madres diabéticas tienen un mayor riesgo de sepsis neonatal.
- El embarazo actúa como una prueba de estrés natural para problemas metabólicos ocultos.
- La aspirina en dosis bajas debe iniciarse antes de la semana 16 de gestación para la profilaxis de la preeclampsia.
- La profilaxis típica con aspirina se realiza con 100 mg diarios por la noche.
- El estrés crónico tiene un impacto directo en la función placentaria.
- La perfusión placentaria puede evaluarse con precisión mediante técnicas modernas de ultrasonido.
- Se considera un valor normal un mínimo de 10 movimientos fetales perceptibles en un período de 2 horas.
- Los valores de presión arterial superiores a 140/90 mmHg requieren una evaluación médica inmediata en mujeres embarazadas mayores de 40 años.

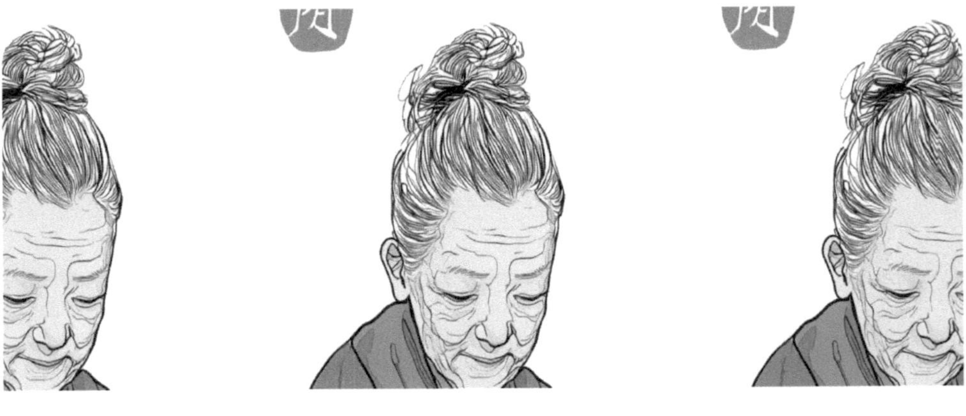

Revisión - 2. Embarazo en edad avanzada

- El riesgo de diabetes gestacional aumenta significativamente en mujeres mayores de 40 años, pero se puede reducir mediante una prevención específica.
- La función placentaria requiere una atención especial en los embarazos tardíos: al menos 10 movimientos fetales perceptibles en un período de 2 horas se consideran normales.
- El ácido acetilsalicílico en dosis bajas debería iniciarse idealmente antes de la semana 16 de gestación para la profilaxis de la preeclampsia.
- La asesoría genética adquiere cada vez más importancia a partir de los 40 años: la prueba prenatal de ADN libre de células a partir de sangre materna permite hacer afirmaciones precisas desde la semana 10 de gestación.
- La biopsia de vellosidades coriónicas (semana 10-12) y la amniocentesis (semana 15-18) conllevan un bajo riesgo de aborto espontáneo del 0,5-1,0% y del 0,25-0,50%, respectivamente.
- La atención médica general debería llevarse a cabo de manera sistemática a partir de los 40 años: son especialmente importantes los controles regulares de la presión arterial, el colesterol y la salud ocular.
- El entrenamiento de fuerza debería realizarse de dos a tres veces por semana con 8-10 ejercicios para todos los grupos musculares principales.
- Las cargas laborales requieren límites claros entre el trabajo y la vida privada, así como el desarrollo de resiliencia a través de ejercicios de atención plena.
- La colaboración interprofesional de diversas especialidades es esencial para una atención óptima.
- Mientras que el período prenatal requiere una atención especial, los futuros padres mayores de 40 años enfrentan nuevos desafíos en lo que respecta al parto y al posparto.

3. 0. 0. Parto y puerperio

El nacimiento de un hijo y las primeras semanas posteriores son para todos los padres un tiempo de intensos cambios y nuevas experiencias. Pero, ¿qué significa cuando esta etapa de la vida comienza a los 40 años o más tarde? ¿Qué aspectos médicos especiales deben tenerse en cuenta? ¿Y cómo pueden los futuros padres prepararse de manera óptima para los desafíos físicos y emocionales? La paternidad tardía trae consigo tanto oportunidades como desafíos específicos. Mientras que la experiencia de vida y, a menudo, una situación social y financiera consolidada ofrecen muchas ventajas, los aspectos físicos del parto y el puerperio requieren una atención especial. Una preparación cuidadosa y el conocimiento de las propias necesidades son factores clave para el éxito. Este capítulo examina de manera basada en evidencia los aspectos más importantes relacionados con el parto y el puerperio a partir de los 40 años, desde las diferentes opciones de parto hasta la recuperación física y el apoyo de la pareja. Las siguientes páginas le ofrecen recomendaciones concretas para un comienzo exitoso en la paternidad tardía.

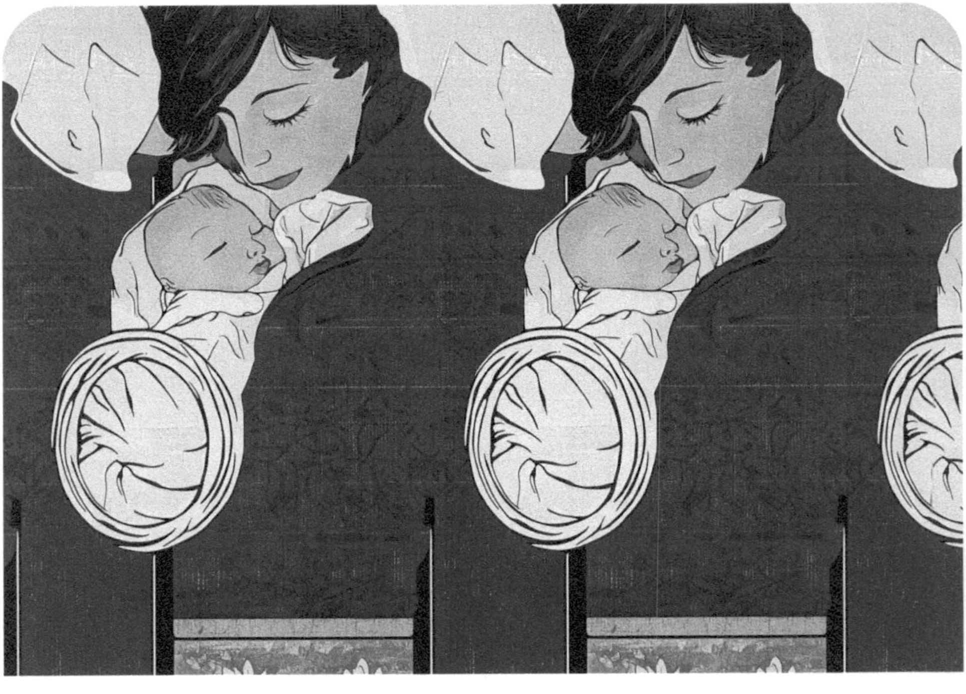

3. 1. 0. Planificación del parto

La planificación del parto es un aspecto central del embarazo, especialmente para los futuros padres mayores de 40 años. Pero, ¿qué particularidades deben tenerse en cuenta? ¿En qué se diferencian las opciones de parto de las de las madres más jóvenes? ¿Y qué factores médicos juegan un papel decisivo en la elección del modo de parto? El notable aumento en el número de embarazos tardíos ha llevado a una mejor comprensión de las necesidades y riesgos específicos de este grupo de edad. Mientras que algunas mujeres mayores de 40 pueden dar a luz vaginalmente sin problemas, otras requieren una atención médica más intensiva o una cesárea programada. La decisión sobre el camino de parto más adecuado requiere una cuidadosa consideración de varios factores, desde la situación de salud personal hasta las recomendaciones del equipo médico que brinda atención. Una planificación de parto bien pensada puede contribuir significativamente a un desarrollo positivo del mismo. La siguiente información le ayudará a comprender las diferentes opciones y a tomar, junto con sus médicos, la decisión óptima para usted.

> *„El número de mujeres que eligen la maternidad tardía ha aumentado en un 900% en los últimos cinco décadas en los partos después de los 35 años.“*

3. 1. 1. Opciones de parto después de los 40

La decisión de un embarazo a partir de los 40 requiere una planificación cuidadosa y una atención médica integral. El número de mujeres que optan por la maternidad tardía ha aumentado significativamente en las últimas décadas, con un incremento del 900% en los partos después de los 35 años en los últimos cinco decenios [s83]. En la planificación del parto a partir de los 40, se recomienda una consulta temprana con un reproduktionsendokrinologen [s84]. Esto permite una evaluación realista de la situación de fertilidad individual y la discusión de posibles opciones de apoyo. Por ejemplo, se pueden considerar técnicas como la kryokonservierung de óvulos o embriones si se planea un embarazo para más adelante. La atención prenatal es más intensa para las mujeres mayores de 40. Los profesionales médicos recomiendan un monitoreo más cercano, especialmente a partir de la semana 38 de gestación [s85]. Un consejo práctico es elaborar un plan de parto detallado en estrecha colaboración con el equipo médico que atiende. Este debe considerar diferentes escenarios, ya que el riesgo de complicaciones como praeeklampsie o placenta previa está aumentado [s86]. En cuanto al modo de parto, los estudios muestran que las primerizas mayores de 40 tienen una mayor probabilidad de cesárea [s86]. Es aconsejable abordar con anticipación ambas opciones de parto: vaginal y cesárea, y discutir las respectivas ventajas y desventajas con el equipo de parto. La inducción del parto se considera a menudo antes para las embarazadas mayores de 40 años, típicamente alrededor de la semana 39-40 de gestación [s85]. Además de los métodos farmacológicos, también hay opciones naturales de inducción disponibles, como el método "Stretch and Sweep" o la acupuntura. La decisión debe tomarse de manera individual, basándose en el estado de salud personal y los factores de riesgo específicos. Es importante tener en cuenta también el tiempo antes del embarazo planificado. Las mujeres mayores de 40 deben seguir utilizando métodos anticonceptivos confiables hasta que deseen quedar embarazadas, ya que aproximadamente la mitad de los embarazos en este grupo de edad son no deseados [s87]. Una consulta exhaustiva con el ginecólogo puede ayudar a encontrar el método anticonceptivo adecuado. Los riesgos de salud aumentados en un embarazo a partir de los 40 [s88] hacen que un chequeo preventivo exhaustivo sea esencial. Se recomienda realizar un chequeo de salud completo antes de la concepción y optimizar cualquier enfermedad preexistente. Los exámenes de control regulares durante el embarazo, incluidos los exámenes genéticos, deben ser una norma. A pesar de los desafíos médicos, las madres mayores a menudo tienen ventajas sociales y económicas que pueden influir positivamente en el embarazo y el posterior cuidado del niño [s83]. Una situación de vida estable, seguridad financiera y experiencia de vida pueden ser factores de apoyo importantes. Las estadísticas muestran una clara relación entre la edad de la madre y la aparición de complicaciones en el embarazo. Las mujeres entre 40 y 44 años tienen un 17% más de riesgo de múltiples complicaciones en comparación con las mujeres entre 35 y 39 años [s89]. Estas cifras subrayan la importancia de una atención médica cercana y una planificación cuidadosa del parto.

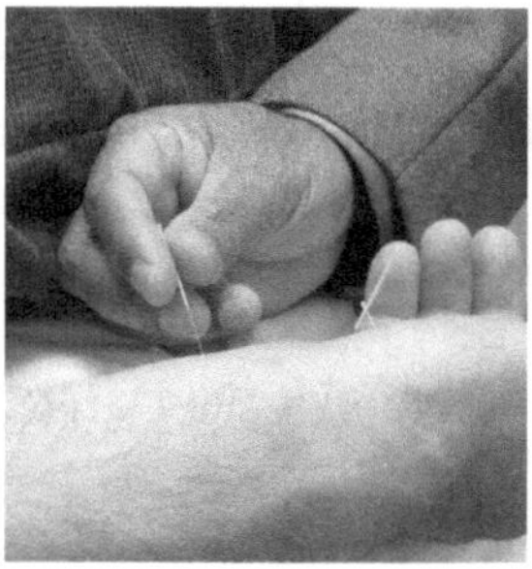

Acupuntura [i7]

3. 1. 2. Indicaciones de cesárea

En la decisión de optar por una cesárea, los médicos distinguen entre indicaciones absolutas y relativas, siendo especialmente relevantes ciertos factores en mujeres embarazadas mayores de 40 años. Una cesárea puede ser una intervención que salva vidas en determinadas situaciones para la madre, el niño o ambos [s90]. Las indicaciones médicas más comunes incluyen situaciones críticas para el niño, un desajuste entre la cabeza del feto y la pelvis materna, así como cirugías previas en el útero. También una posición anormal del feto, desprendimiento prematuro de la placenta o embarazos múltiples pueden hacer necesaria una cesárea [s91]. En mujeres mayores de 40, las posiciones anormales (Malpresentaciones) ocurren con mayor frecuencia, lo que puede requerir una cesárea sin contracciones previas [s92]. Curiosamente, los estudios muestran que la tasa de cesáreas médicamente indicadas se ha mantenido relativamente estable a lo largo de los años, mientras que la tasa de cesáreas sin una clara indicación médica ha disminuido notablemente [s91]. En mujeres a partir de 45 años, la tasa de cesáreas electivas es de aproximadamente 20,2% [s93]. Un caso particular son las mujeres con cesáreas previas. Aquí, bajo ciertas condiciones, se ofrece la posibilidad de un parto vaginal después de una cesárea (TOLAC - Ensayo de Trabajo Después de Cesárea). Las tasas de éxito son sorprendentemente altas, alcanzando el 91,3% [s94]. Sin embargo, factores como una duración del embarazo de 40 semanas o más y una ruptura prematura de membranas deben ser considerados en la toma de decisiones, ya que están asociados con un mayor riesgo de fracaso del TOLAC [s94]. En cuanto a las tasas de complicaciones, se observa que las hemorragias moderadas en cesáreas electivas y de emergencia ocurren aproximadamente tres veces más que en partos naturales sin complicaciones [s95]. Además, en embarazadas mayores, es más frecuente que se presente un estancamiento del parto o estrés fetal, independientemente de si las contracciones comienzan espontáneamente o son inducidas [s92]. Para los futuros padres mayores de 40, es especialmente importante abordar el tema de la cesárea con antelación. Un enfoque práctico es elaborar una lista de preferencias detallada junto con el equipo médico tratante. Esta debe considerar tanto los deseos personales como los factores médicos. También se recomienda participar en cursos de preparación para el parto que aborden específicamente las particularidades de un parto por cesárea. La decisión de optar por una cesárea electiva debe tomarse de manera individual y tras una consulta exhaustiva. No solo las indicaciones médicas son relevantes, sino también factores personales como experiencias previas de parto, resiliencia psicológica y la situación familiar. Un diálogo abierto con el equipo médico es esencial. Es particularmente importante la preparación para una posible cesárea de emergencia, ya que esta se vuelve más necesaria en parturientas mayores. Una preparación mental y práctica puede ayudar a reaccionar con mayor calma en tal situación. Esto incluye empacar una bolsa de hospital separada con utensilios específicos para una cesárea, como ropa interior cómoda y holgada.

Glosario

Estrés fetal
Una situación en la que el feto está bajo estrés durante el embarazo o el parto, generalmente reconocible por cambios en la frecuencia cardíaca o movimientos reducidos.

Malpresentación
Se refiere a una posición desfavorable del feto en el útero, como la posición transversal, oblicua o de nalgas. Estas posiciones pueden dificultar o hacer imposible el parto natural.

TOLAC
Un procedimiento médico en el que se busca un parto natural después de una cesárea previa. Esto requiere una supervisión especialmente intensa y precauciones especiales durante el parto.

Resumen - 3. 1. Planificación del parto

- El número de nacimientos después de los 35 años ha aumentado en los últimos cinco décadas en un 900%
- La crioconservación de óvulos o embriones es una opción para embarazos posteriores
- A partir de la semana 38 de gestación se recomienda un monitoreo más estrecho
- La probabilidad de una cesárea es significativamente mayor en primerizas mayores de 40 años
- Las inducciones de parto se realizan típicamente alrededor de la semana 39-40 de gestación
- Aproximadamente la mitad de los embarazos en mujeres mayores de 40 son no deseados
- Las mujeres entre 40 y 44 años tienen un 17% más de riesgo de múltiples complicaciones que las de 35 a 39 años
- En mujeres a partir de 45 años, la tasa de cesáreas electivas puras es del 20,2%
- La tasa de éxito para partos vaginales después de una cesárea (TOLAC) es del 91,3%
- Las hemorragias moderadas ocurren tres veces más en cesáreas que en partos naturales
- Las malpresentaciones son más frecuentes en mujeres mayores de 40 y a menudo requieren una cesárea sin contracciones previas

3. 2. 0. Atención posparto

El tiempo después del nacimiento presenta a los padres desafíos especiales, tanto físicos como emocionales. ¿Cómo se lleva a cabo la recuperación física tras un parto en una edad avanzada? ¿Qué particularidades deben tenerse en cuenta durante la lactancia? ¿Y qué opciones de apoyo están disponibles para los nuevos padres mayores de 40 años? El puerperio, también conocido como el "cuarto trimestre", abarca las primeras seis a ocho semanas después del nacimiento. En esta fase, el cuerpo atraviesa intensos procesos de curación y adaptación, mientras se debe asegurar al mismo tiempo el cuidado del recién nacido. Especialmente en el caso de la paternidad tardía, pueden surgir aspectos específicos que requieren una atención y seguimiento adaptados. Las siguientes secciones ofrecen una visión detallada de las diversas facetas del cuidado en el puerperio y muestran cómo puede optimizar esta importante fase de la vida.

> *„Los primeros 42 días después del parto, también conocidos como el cuarto trimestre, son de crucial importancia para la recuperación física."*

3. 2. 1. Recuperación física

La recuperación física después de un parto es un proceso complejo que requiere especial atención, especialmente en padres mayores de 40 años. Los primeros 42 días después del parto, también conocidos como "cuarto trimestre", son cruciales [s96]. Durante este tiempo, el cuerpo atraviesa intensos procesos de curación y adaptación, que pueden variar considerablemente de una persona a otra. Después de un parto vaginal, el cuerpo típicamente necesita de tres a seis semanas para la recuperación básica, aunque este período puede extenderse en caso de episiotomía o lesiones durante el parto [s97]. Es especialmente importante en esta fase el cuidado meticuloso de la zona perineal. Medidas prácticas como enjuagarse regularmente con agua tibia después de cada visita al baño y aplicar compresas frías pueden apoyar el proceso de curación. En el caso de una cesárea, la fase de recuperación generalmente se extiende de cuatro a seis semanas, con los primeros días pasados en el hospital [s97]. El cuidado de la herida es fundamental: la herida debe mantenerse seca y limpia, y los movimientos suaves pueden favorecer la curación. Un consejo práctico es sostener el abdomen con una almohada al toser o estornudar para aliviar la tensión en la sutura. Un aspecto importante de la recuperación física es el sangrado posparto (Lochia), que puede durar hasta seis semanas [s97]. Este es un componente normal del proceso de curación, pero debe ser observado con atención. En cuanto a la higiene, se recomienda el cambio regular de compresas y evitar el uso de tampones. La musculatura del suelo pélvico merece especial atención, ya que los partos vaginales con lesiones obstétricas pueden aumentar el riesgo de un posterior prolapso de órganos pélvicos [s98]. Ejercicios específicos para fortalecer el suelo pélvico, como los ejercicios de Kegel, deben iniciarse suavemente en los primeros días después del parto [s97]. Un enfoque práctico es integrar estos ejercicios en la vida diaria, por ejemplo, mientras se amamanta o se lavan las manos. La alimentación juega un papel central en la recuperación. Una dieta equilibrada y rica en nutrientes, así como una adecuada ingesta de líquidos, son esenciales para contrarrestar la fatiga y prevenir el estreñimiento [s97]. Recomendaciones prácticas incluyen tener una botella de agua a mano durante la lactancia y preparar comidas pequeñas y de fácil acceso. Un aspecto a menudo subestimado es la importancia del cuidado posparto para el monitoreo de la salud [s99]. Los controles regulares por parte de parteras o médicos son importantes para detectar posibles complicaciones a tiempo. Especialmente en padres mayores de 40 años, es crucial conocer las señales de advertencia, ya que el riesgo de complicaciones puede ser mayor [s96]. El uso de ofertas de apoyo digital, como aplicaciones específicas o chatbots, puede ayudar a tener información importante sobre la recuperación y las señales de advertencia disponible en todo momento [s96]. Estas pueden ser una valiosa adición a la atención profesional, especialmente en las primeras semanas. Otro aspecto importante es el descanso y la recuperación adecuados. Estrategias prácticas incluyen dormir cuando el bebé duerme y organizar apoyo de familiares o amigos para las tareas cotidianas. La actividad física debe incrementarse lentamente y de acuerdo con las posibilidades individuales. El seguimiento de salud debe idealmente extenderse más allá de la fase posparto inmediata [s99], ya que algunos aspectos de la recuperación física pueden prolongarse durante varios meses. Esto es especialmente importante para la salud a largo plazo y el bienestar de la madre.

Glosario

Ejercicios de Kegel
Ejercicios desarrollados por el Dr. Arnold Kegel para la contracción y relajación específicas de la musculatura del suelo pélvico, nombrados en honor a su inventor, un ginecólogo estadounidense.

Lochia
Término médico para el flujo posparto: un sangrado normal después del parto que se divide en tres fases (rojo, rosa, blanco) y a través del cual el útero se limpia de restos de tejido.

Prolapso de órganos pélvicos
Un descenso de los órganos pélvicos como la vejiga, el útero o el intestino debido a un tejido conectivo y musculatura debilitados, que puede causar diversas molestias.

3. 2. 2. Lactancia en la edad avanzada

La lactancia en la edad avanzada presenta algunas particularidades que son relevantes para los futuros padres mayores de 40 años. Afortunadamente, los estudios muestran que las madres mayores a menudo amamantan con más éxito y durante más tiempo que las madres más jóvenes [s100]. Esto podría estar relacionado con una mayor experiencia de vida y, a menudo, una situación de vida más estable. La composición de la leche materna en madres mayores de 40 difiere en algunos aspectos de la de las madres más jóvenes. Especialmente notable es el aumento del contenido de proteínas en la leche materna [s101]. Esta adaptación natural puede ser beneficiosa para el desarrollo del lactante. Para apoyar la calidad de la leche materna, se recomienda una dieta equilibrada y rica en proteínas. Ejemplos prácticos incluyen el consumo regular de legumbres, carne magra o fuentes de proteínas vegetales como la quinoa. Curiosamente, en la primera leche materna (calostro) de madres mayores de 40 se observa una mayor concentración de ciertos factores inmunitarios (IL-1β e IL-6) [s102]. Estas sustancias mensajeras pueden apoyar la defensa inmunológica del recién nacido. Para aprovechar al máximo la calidad del calostro, es importante amamantar con frecuencia en los primeros días después del nacimiento, incluso si la cantidad de leche parece aún baja.

Una ventaja significativa de la lactancia en la edad avanzada es la reducción comprobada del estrés crónico [s100]. Esto puede tener un efecto positivo en toda la duración de la lactancia. Para reducir el estrés durante la lactancia, pueden ser útiles diversas prácticas:

- Establecimiento de un rincón tranquilo y acogedor para amamantar
- Uso de cojines de lactancia para una postura corporal relajada
- Integración de ejercicios de relajación durante la lactancia
- Planificación de pausas regulares para descansar en la rutina diaria

En madres con hipertensión gestacional, se debe tener en cuenta que la composición de la leche materna puede cambiar ligeramente en las primeras semanas [s101]. El contenido de grasa y energía puede ser más bajo, pero el contenido de proteínas puede ser más alto. En tales casos, es especialmente importante observar de cerca el desarrollo del peso del lactante. Para las madres con sobrepeso en la edad avanzada, hay buenas noticias: su leche materna a menudo presenta mayores niveles de proteínas, grasas y energía [s101]. Esto puede apoyar bien el desarrollo del lactante. Sin embargo, se debe prestar atención a una dieta equilibrada.

Recomendaciones prácticas para madres lactantes mayores de 40:
- Aprovechar la asesoría de lactancia regularmente
- Mantener una adecuada ingesta de líquidos (aproximadamente 2-3 litros al día)
- Prestar atención a posiciones de lactancia ergonómicas
- Utilizar, si es necesario, ayudas para la lactancia como pezoneras o extractores
- Controlar regularmente la salud del pecho

La posible variación en la composición de la leche en madres mayores [s100] no requiere medidas especiales, ya que el cuerpo ajusta automáticamente la leche a las necesidades del niño. Sin embargo, es importante estar atento a las señales de lactancia del bebé y amamantar con suficiente frecuencia.

Para las madres trabajadoras mayores de 40, el bombeo de leche materna puede desempeñar un papel importante. Aquí algunos consejos prácticos:
- Acostumbrarse a la bomba con anticipación
- Establecer un pequeño stock
- Organizar un lugar de trabajo tranquilo para bombear
- Almacenar correctamente la leche extraída

Las tasas de lactancia más altas en madres mayores de 40 [s100] demuestran que amamantar a esta edad es muy posible. Con el apoyo e información adecuados, estas madres pueden experimentar un período de lactancia exitoso y gratificante.

Glosario

Calostro

La primera leche materna en los primeros días después del nacimiento, también llamada pre-leche. Rica en anticuerpos y proteínas, tiene un color amarillento y una consistencia más espesa que la leche materna madura.

Factor inmunitario

Sustancias naturales en el cuerpo que fortalecen el sistema inmunológico y combaten patógenos. Se transmiten al bebé a través de la leche materna.

Hipertensión

Presión arterial elevada durante el embarazo, que generalmente se normaliza después del parto. Ocurre en aproximadamente el 6-8% de todos los embarazos.

Resumen - 3. 2. Atención posparto

- La regeneración física después del parto dura de 4 a 6 semanas en un parto por cesárea y de 3 a 6 semanas en un parto vaginal.
- Los primeros 42 días después del parto se denominan "cuarto trimestre".
- Los partos vaginales con lesiones durante el nacimiento aumentan el riesgo de prolapso de órganos pélvicos en el futuro.
- El sangrado postparto (loquios) puede durar hasta seis semanas.
- Las ofertas de apoyo digital, como aplicaciones y chatbots, complementan la atención profesional posterior al parto.
- La leche materna de madres mayores de 40 años contiene un mayor contenido de proteínas.
- El calostro de madres mayores presenta concentraciones más altas de los factores inmunitarios IL-1β e IL-6.
- En casos de hipertensión gestacional, el contenido de grasa y energía de la leche materna puede estar reducido en las primeras semanas.
- Las madres con sobrepeso mayores de 40 años producen leche materna con mayores contenidos de proteínas, grasas y energía.
- Los estudios muestran que las madres mayores a menudo amamantan con más éxito y durante más tiempo que las madres más jóvenes.
- Amamantar a una edad avanzada reduce de manera comprobada el estrés crónico.

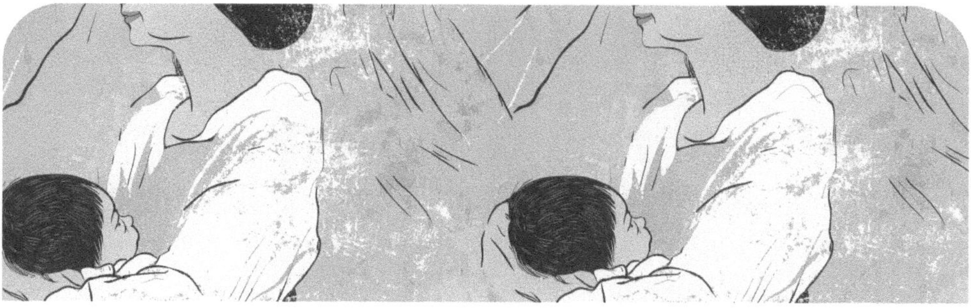

3. 3. 0. Salud mental

El nacimiento de un hijo y el período del posparto conllevan cambios profundos, no solo físicos, sino también emocionales. ¿Cómo enfrentan los padres mayores de 40 esta fase especial de la vida? ¿Qué desafíos específicos surgen para la salud mental en este grupo de edad? La investigación muestra que la paternidad tardía conlleva tanto oportunidades como riesgos para el bienestar psicológico. Por un lado, los padres mayores de 40 a menudo cuentan con más experiencia de vida y estrategias de afrontamiento establecidas. Por otro lado, factores como el aumento de riesgos de salud o las expectativas sociales pueden generar estrés adicional. Particularmente en las primeras semanas después del nacimiento, es importante reconocer y tomar en serio las propias necesidades psicológicas. ¿Cómo pueden los padres proteger activamente su salud mental en este tiempo? ¿Qué señales de advertencia deben tener en cuenta? Las siguientes secciones ofrecen perspectivas basadas en evidencia y estrategias prácticas sobre cómo los padres mayores de 40 pueden enfrentar con éxito los desafíos emocionales del nacimiento y el posparto.

> *„Los estudios muestran que, en particular, las madres de niños con enfermedades graves o discapacidades presentan una salud física y mental significativamente peor que otras madres.“*

3. 3. 1. Manejo de las cargas físicas

Las cargas físicas asociadas con el cuidado de niños con enfermedades graves o discapacidades representan un desafío inmenso para los padres. Los estudios muestran que, en particular, las madres de niños afectados presentan una salud física y mental significativamente peor que otras madres [s103]. Estas cargas se intensifican con la duración del cuidado, lo que los expertos denominan efecto de dosis. Para enfrentar mejor los desafíos físicos, es esencial tomar medidas preventivas. Una rutina diaria estructurada con períodos de descanso planificados puede ayudar a gestionar mejor las reservas de energía. Por ejemplo, realizar breves ejercicios de relajación entre las actividades de cuidado o programar pausas conscientes durante tareas especialmente agotadoras puede reducir la carga inmediata. La investigación demuestra que los recursos sociales y económicos pueden funcionar como factores de protección importantes [s103]. Por lo tanto, los padres no deben dudar en aceptar las ofertas de apoyo disponibles. Esto puede significar, por ejemplo, utilizar servicios de cuidado o pedir a familiares que brinden apoyo regularmente. Una red social más amplia contribuye comprobablemente a mejorar el bienestar mental [s104], lo que a su vez impacta positivamente en la resistencia física. La situación es especialmente desafiante para los padres que también deben cuidar a un cónyuge con discapacidad. Los estudios muestran que esta carga múltiple conduce a una disminución significativa de la salud general [s105]. En tales casos, es especialmente importante buscar apoyo profesional y distribuir el cuidado entre varias personas. Un aspecto importante del manejo de las cargas físicas es el desarrollo de generatividad - la capacidad de cuidar de otros mientras se presta atención a las propias necesidades [s106]. Esto puede fomentarse mediante el aprendizaje de técnicas para una mejor percepción corporal y a través de ejercicios regulares de movimiento. Concretamente, esto puede significar incorporar breves ejercicios de estiramiento diariamente o practicar técnicas de relajación como relajación muscular progresiva. Los recursos psicológicos juegan un papel central en el manejo de las cargas físicas. Un alto bienestar eudaimónico y una mayor autoaceptación pueden tener un impacto positivo en la salud metabólica [s107]. En la práctica, esto puede significar establecer metas realistas y valorar incluso los pequeños logros. Por ejemplo, llevar un diario de éxitos puede ayudar a registrar experiencias positivas y fortalecer la propia resilienz.

Los cambios en el estilo de vida pueden contribuir significativamente al manejo de las cargas físicas [s108]. Esto incluye:
- Actividad física regular, incluso si son solo paseos cortos
- Una dieta equilibrada con suficientes vitaminas y minerales
- Cumplimiento constante de los ritmos de sueño
- Integración de técnicas de relajación en la vida diaria

Es importante entender que buscar apoyo no es una debilidad [s108]. La ayuda temprana puede prevenir que las molestias físicas se cronifiquen. Un plan de acción individual que considere tanto aspectos físicos como psicológicos puede ayudar a manejar mejor los desafíos diarios. La calidad del apoyo recibido juega un papel importante [s104]. Las experiencias de apoyo negativas pueden generar estrés adicional y deben evitarse en la medida de lo posible. Por lo tanto, es recomendable construir un entorno de apoyo y mantener una comunicación clara sobre las propias necesidades. Las intervenciones que aumentan el bienestar eudaimónico también pueden mejorar el funcionamiento biológico [s107]. Esto puede lograrse mediante la participación regular en grupos de autoayuda, acompañamiento terapéutico o cursos de relajación específicos. Es importante integrar estas actividades como una parte fija de la vida diaria y no percibirlas como una carga adicional.

Glosario

Bienestar eudaimónico

Una forma de bienestar psicológico que se refiere al crecimiento personal, el sentido de la vida y la realización del propio potencial, en contraste con el placer o la felicidad pura.

Efecto de dosis

Un principio científico que describe cómo una carga se intensifica con el aumento de la intensidad o la duración. Cuanto más larga o intensa sea la exposición, mayor será el efecto.

Generatividad

Un concepto de psicología del desarrollo que describe la capacidad humana de trascender a sí mismo y contribuir de manera productiva a las generaciones futuras.

Relajación muscular progresiva

Una técnica de relajación sistemática en la que se tensan y luego se relajan conscientemente diferentes grupos musculares para reducir el estrés y liberar la tensión física.

3. 3. 2. Apoyo de la pareja

El apoyo de la pareja juega un papel central en el bienestar psicológico de los padres, especialmente cuando se enfrentan a desafíos particulares. Estudios demuestran que los padres que se sienten valorados y apoyados por sus parejas tienen una mayor satisfacción en la relación y sufren menos de carga psicológica [s109]. Un aspecto especialmente importante es el coping diádico - la gestión conjunta del estrés por parte de ambos socios. Esta forma de apoyo ha demostrado ser particularmente efectiva para reducir los efectos negativos de las tensiones [s110]. En la práctica, esto puede significar que las parejas realicen "revisiones de relación" regularmente, donde hablen abiertamente sobre sus respectivas tensiones y desarrollen estrategias de solución en conjunto. Curiosamente, los resultados de la investigación muestran diferencias de género: las mujeres informan con más frecuencia que se sienten menos valoradas que los hombres. Sin embargo, cuando experimentan aprecio, esto tiene un impacto positivo más fuerte en su satisfacción en la relación y niveles de estrés [s109]. Esto subraya la importancia de una comunicación consciente y activa de reconocimiento en la pareja.

La situación es especialmente desafiante para los padres de niños con necesidades especiales, como por ejemplo trastornos del espectro autista. Aquí se muestra que el apoyo social por parte de la pareja representa un factor de protección esencial [s111]. Las medidas de apoyo concretas pueden incluir:
- Horarios de cuidado alternos para permitir períodos de descanso al otro socio
- Participación conjunta en capacitaciones para padres o sesiones de terapia
- Apoyo emocional mutuo a través de la escucha activa y la comprensión

Un aspecto importante también es la gestión de las tensiones laborales y sus efectos en la familia. Cuando un socio enfrenta un alto estrés profesional, esto puede llevar a sentimientos de culpa hacia la familia [s112]. Aquí es importante que las parejas:
- Desarrollen expectativas realistas sobre sí mismos y el otro
- Planifiquen y organicen tiempo de calidad de manera consciente
- Se apoyen mutuamente en el equilibrio entre trabajo y vida personal

La investigación también muestra que las experiencias de apoyo negativo pueden ser especialmente perjudiciales y correlacionarse con un aumento de síntomas depresivos [s111]. Por lo tanto, es importante que las parejas aprendan cómo pueden apoyarse de manera efectiva. Estrategias útiles incluyen:
- Escucha activa sin sugerencias de solución inmediatas
- Trato respetuoso de los sentimientos del otro
- Desarrollo conjunto de estrategias de afrontamiento

En el caso de padres de hijos adultos con enfermedades mentales graves, el apoyo de la pareja es especialmente importante, ya que este grupo a menudo presenta los niveles más bajos de bienestar [s113]. Aquí, el apoyo mutuo puede fortalecerse mediante las siguientes medidas:
- Planificación conjunta de la previsión futura
- Intercambio regular sobre preocupaciones y miedos
- Uso conjunto de ofertas de apoyo profesional

La calidad de la relación de pareja también tiene un impacto directo en la capacidad de los padres para crear interacciones positivas con sus hijos [s114]. Los socios pueden apoyarse mutuamente al:
- Alternar en las tareas de crianza
- Desarrollar conjuntamente estrategias de crianza consistentes
- Proporcionarse retroalimentación positiva sobre su rol como padres

Un aspecto a menudo pasado por alto es la importancia del apoyo de amigos, que puede actuar como un amortiguador entre el apoyo parental y las condiciones de salud crónicas [s115]. Por lo tanto, las parejas deberían animarse mutuamente a:

- Mantener sus propios contactos sociales
- Construir amistades conjuntas
- Tomarse tiempo para actividades individuales

Glosario

coping diádico

Una estrategia de afrontamiento al estrés en las relaciones, donde ambos socios actúan como un equipo y utilizan sus recursos en conjunto para enfrentar desafíos. Esto va más allá del simple apoyo mutuo e incluye enfoques coordinados para la resolución de problemas.

trastorno del espectro autista

Un trastorno del desarrollo neurológico que se caracteriza por dificultades en la interacción social, la comunicación y patrones de comportamiento repetitivos. Las manifestaciones pueden variar de leves a graves.

Resumen - 3. 3. Salud mental

- Los estudios muestran una salud física y mental claramente peor en madres de niños con enfermedades graves.
- El llamado efecto de dosis describe el aumento de las cargas con la duración del cuidado.
- Los recursos sociales y económicos actúan como factores de protección importantes para la salud mental de los padres cuidadores.
- Una carga adicional por el cuidado de una pareja conduce a pérdidas significativas en la salud.
- La generatividad - el equilibrio entre el cuidado y el autocuidado - es central para afrontar las cargas.
- Un alto bienestar eudaimónico tiene un efecto positivo en la salud metabólica.
- Las experiencias de apoyo negativas se correlacionan con un aumento de los síntomas depresivos.
- El afrontamiento diádico reduce de manera comprobada los efectos negativos de las cargas.
- Las mujeres se benefician más de la apreciación experimentada que los hombres en relación con la satisfacción en la relación.
- Los padres de hijos adultos con enfermedades mentales graves presentan los niveles de bienestar más bajos.
- El apoyo amistoso actúa como un amortiguador entre el apoyo parental y las condiciones de salud crónicas.

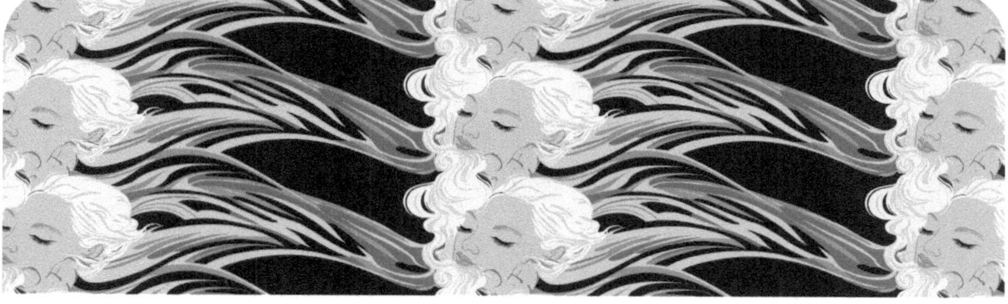

Revisión - 3. Parto y puerperio

- El número de nacimientos después de los 35 años ha aumentado en un 900% en las últimas cinco décadas.
  En las primerizas mayores de 40, la probabilidad de una cesárea es significativamente mayor.
  La inducción del parto se considera típicamente alrededor de la semana 39-40 de gestación en mujeres embarazadas de 40 años o más.
  Aproximadamente la mitad de los embarazos en el grupo de edad de 40+ son no deseados.
  Las mujeres entre 40 y 44 años tienen un riesgo aumentado del 17% de complicaciones múltiples durante el embarazo.
  La composición de la leche materna en madres mayores de 40 presenta un mayor contenido de proteínas.
  El calostro de madres mayores de 40 muestra una concentración aumentada de ciertos factores inmunitarios (IL-1β e IL-6).
  Las madres mayores a menudo amamantan con más éxito y durante más tiempo que las madres más jóvenes.
  En madres con sobrepeso de edad avanzada, la leche materna tiene mayores contenidos de proteínas, grasas y energía.
  La tasa de cesáreas médicamente indicadas se ha mantenido estable a lo largo de los años, mientras que la tasa de cesáreas sin una clara indicación médica ha disminuido notablemente.
  En mujeres a partir de 45 años, la tasa de cesáreas electivas puras es de aproximadamente el 20,2%.
  Las tasas de éxito para un parto vaginal después de una cesárea (TOLAC) son asombrosas, alcanzando el 91,3%.
  Las hemorragias moderadas ocurren en cesáreas aproximadamente tres veces más que en partos naturales sin complicaciones.
  Mientras que los desafíos físicos del parto y del posparto ya han sido superados, ya espera la siguiente fase emocionante: La vida con un hijo más allá de los 40 trae consigo sus propias sorpresas.

4. 0. 0. Vida con hijos después de los 40

La vida con hijos a partir de los 40 presenta a los padres desafíos especiales, pero también ofrece oportunidades únicas. ¿Cómo se puede conciliar la carrera construida durante años con las nuevas responsabilidades familiares? ¿Qué aspectos de salud deben tenerse en cuenta? ¿Y cómo se logra no perder de vista las propias necesidades? La experiencia de vida y la madurez emocional que muchos padres de esta edad aportan pueden ser recursos valiosos. Al mismo tiempo, el equilibrio entre trabajo, familia y autocuidado requiere una gestión de energía bien pensada y redes de apoyo sostenibles. Este capítulo ilumina las diversas facetas de la vida familiar 40+ y muestra caminos concretos para conectar exitosamente las diferentes áreas de la vida. En particular, la prevención de la salud y una definición realista de roles como padres tardíos juegan un papel central. Las siguientes secciones ofrecen estrategias basadas en evidencia y enfoques prácticos para un día a día familiar exitoso, para que la vida con hijos más allá de los 40 se convierta en una experiencia gratificante.

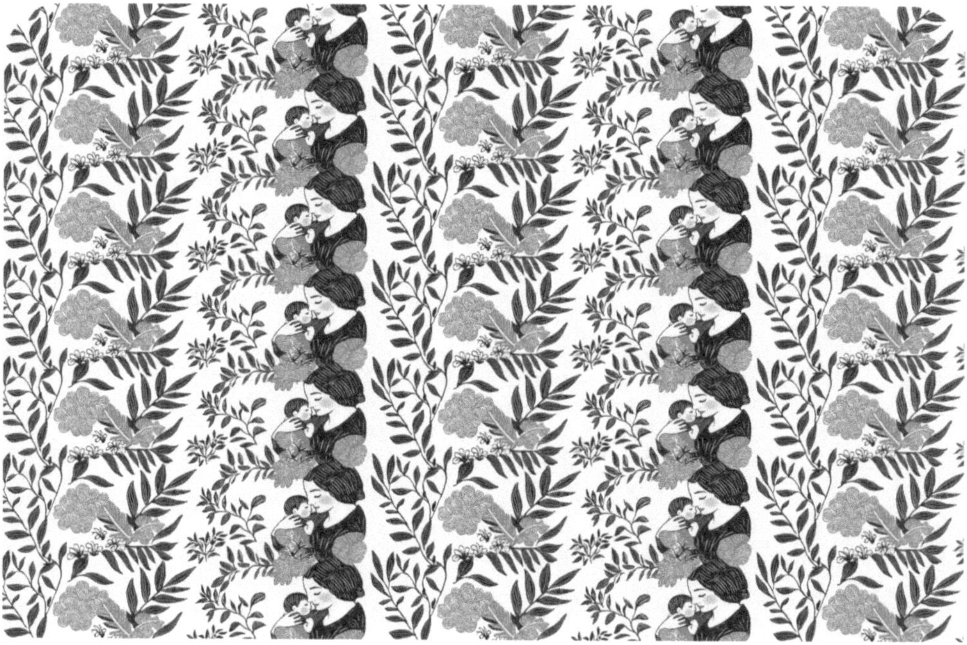

4. 1. 0. Cuidado de la salud

La prevención de la salud a partir de los 40 años presenta a muchos padres nuevos desafíos: ¿Cómo se puede proteger óptimamente la propia salud mientras se cumplen las exigencias de la vida familiar? ¿Qué medidas preventivas son especialmente importantes en esta etapa de la vida? ¿Y cómo se logra integrar de manera confiable los exámenes de salud y chequeos necesarios en la a menudo agitada rutina diaria con niños? Con el aumento de la edad, la importancia de una prevención sistemática de la salud crece. No se trata solo de visitas regulares al médico, sino de un concepto integral que incluye exámenes preventivos, una alimentación consciente y ejercicio adaptado. Encontrar el equilibrio adecuado entre las medidas preventivas y las necesidades de la familia es una tarea central para los padres a partir de los 40. Las siguientes secciones muestran caminos concretos sobre cómo puede gestionar su prevención de la salud de manera efectiva, sin perder de vista la alegría de la vida familiar.

„A partir de los 40 años, se deben realizar controles anuales de la presión arterial, especialmente si existen factores de riesgo como diabetes o enfermedades cardíacas.“

4. 1. 1. Medidas preventivas de salud

Con el aumento de la edad, la prevención de la salud se vuelve cada vez más importante para detectar enfermedades a tiempo y prevenirlas. Un enfoque sistemático para la prevención de la salud puede ayudar a mantener la calidad de vida a largo plazo [s116]. Los exámenes de salud regulares son la base de las medidas preventivas de salud. A partir de los 40 años, se deben realizar controles anuales de presión arterial, especialmente si existen factores de riesgo como diabetes o enfermedades cardíacas [s116]. Un consejo práctico es adquirir un tensiómetro de alta calidad para el hogar, para realizar controles regulares y documentar los valores. Los niveles de colesterol deben ser revisados cada cinco años, si son normales. Las personas con mayor riesgo de enfermedades cardiovasculares deben programar controles más frecuentes con su médico [s116]. Una medida preventiva efectiva es adoptar una dieta mediterránea, que ha demostrado reducir el riesgo de enfermedades cardiovasculares [s117]. Las pruebas de detección de cáncer adquieren una importancia significativa a partir de los 45 años. La prevención del cáncer de colon debe realizarse regularmente a partir de esta edad [s116]. Existen varios métodos de examen disponibles, como la prueba inmunológica de heces o la colonoscopia. Una estrategia útil es vincular estas citas con el cumpleaños, para no olvidarlas. La detección de diabetes merece especial atención, y debe realizarse cada tres años a partir de los 35 años, especialmente en casos de sobrepeso [s118]. Un enfoque práctico para la prevención de la diabetes es integrar más

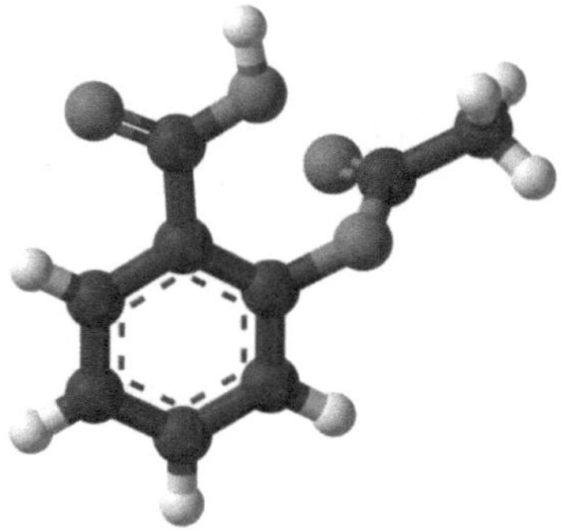

Aspirina [i8]

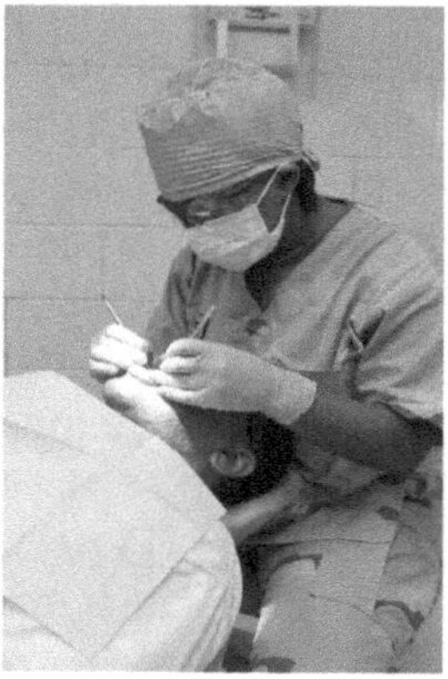

Limpieza dental [i9]

actividad física en la vida diaria, por ejemplo, utilizando la bicicleta para distancias cortas o realizando caminatas regulares durante la pausa del almuerzo. La atención dental debe ser realizada una o dos veces al año [s116]. Es recomendable programar la limpieza dental profesional al mismo tiempo. Los exámenes de la vista se recomiendan cada 2 a 4 años entre los 40 y 54 años, y con mayor frecuencia después [s116]. Un estilo de vida activo juega un papel central en la prevención de la salud [s119]. Esto incluye no solo actividad física, sino también contactos sociales y una dieta equilibrada. Un consejo práctico es formar o unirse a un grupo deportivo que fomente tanto la actividad física como las relaciones sociales. Las vacunas siguen siendo importantes en la edad adulta [s118]. Además de la vacuna anual contra la gripe, también se deben actualizar regularmente otras vacunas como la de tétanos-difteria. Se recomienda llevar un calendario de vacunación personal y establecer recordatorios en el teléfono inteligente. Para ciertos grupos de riesgo, existen medidas preventivas adicionales. Los hombres que han fumado alguna vez deben hacerse exámenes para detectar aneurismas de aorta abdominal [s120]. Los fumadores entre 50 y 80 años deben considerar exámenes regulares para el cáncer de pulmón [s120]. La prevención de enfermedades cardiovasculares puede ser apoyada por la ingesta de aspirina en personas de entre 50 y 59 años con alto riesgo cardiovascular [s120]. Sin embargo, esto siempre debe hacerse en consulta con el médico. La depresión es un factor de riesgo a menudo pasado por alto para un estilo de vida inactivo [s119]. Por lo tanto, los chequeos regulares de salud mental son tan importantes como los exámenes físicos. Una estrategia probada es llevar un diario de estado de ánimo para reconocer signos tempranos de depresión. La calidad de la atención preventiva puede ser monitoreada mediante el uso de indicadores de calidad de prevención (PQIs) [s121]. Estos ayudan a identificar y abordar problemas potenciales en la atención ambulatoria de manera temprana.

Glosario

Aneurisma de aorta abdominal
Una dilatación anormal en forma de globo de la arteria principal en la cavidad abdominal. Si no se trata, esta dilatación puede romperse y causar hemorragias potencialmente mortales.

Indicadores de calidad de prevención
Medidas estandarizadas en el ámbito de la salud que evalúan la efectividad de las medidas preventivas. Incluyen, por ejemplo, tasas de hospitalización por enfermedades crónicas o tasas de vacunación en ciertos grupos poblacionales.

cardiovascular
Se refiere al corazón y los vasos sanguíneos como una unidad funcional. Un sistema interconectado responsable de la circulación sanguínea en todo el cuerpo.

4. 1. 2. Gestión de la energía en la vida diaria

La gestión de la propia energía adquiere una importancia creciente a partir de los 40 años, ya que los cambios físicos y hormonales tienen un impacto directo en nuestro balance energético. Un control consciente de los recursos energéticos disponibles se convierte así en un aspecto importante de la prevención de la salud. La alimentación juega un papel central en esto. Los alimentos ricos en hierro son especialmente importantes para estabilizar los niveles de energía y prevenir una anemia [s122]. Un enfoque práctico es integrar diariamente verduras de hoja verde, legumbres o carne roja magra en el menú. La combinación con alimentos ricos en vitamina C, como un zumo de naranja con el desayuno, mejora la absorción de hierro. Los trastornos del sueño pueden afectar significativamente el balance energético y llevar a otros problemas de salud [s123]. Una estrategia efectiva es establecer una rutina de sueño constante: acuéstese a la misma hora todos los días y levántese a la misma hora, incluso los fines de semana. Cree un ambiente de sueño relajante con luz tenue y temperaturas agradables alrededor de 18°C. El estrés tiene un impacto considerable en nuestro balance energético [s123]. Un método probado de gestión de la energía es planificar conscientemente fases de regeneración en la rutina diaria. Esto significa: programe tres o cuatro breves pausas de 10-15 minutos a lo largo del día. Utilice este tiempo para ejercicios de respiración, un breve paseo o meditación. Para las mujeres, los síntomas de PMS pueden influir notablemente en el nivel de energía [s124]. Una gestión proactiva de la energía implica marcar los días con síntomas en el calendario y prestar especial atención a descansar lo suficiente y mantener una dieta equilibrada durante este tiempo. Programe citas importantes, si es posible, fuera de esta fase. La ingesta de calcio y vitamina D cobra mayor importancia en los 40 [s125]. Un enfoque inteligente es comenzar el día con un desayuno rico en calcio, como un yogur natural con nueces y bayas. La formación de vitamina D se puede apoyar con ejercicio regular al aire libre, idealmente combinado con un paseo durante la pausa del almuerzo. Nuestras decisiones de estilo de vida tienen un impacto directo en nuestro balance energético [s125]. Un consejo práctico es llevar un diario de energía durante dos semanas, en el que documente sus actividades, alimentación y niveles de energía. Esto ayuda a identificar factores que consumen energía y a contrarrestarlos. En caso de molestias gastrointestinales, que a menudo se acompañan de pérdida de energía, un ajuste en la alimentación puede ser útil [s123]. La introducción de una dieta baja en FODMAP debe realizarse bajo supervisión profesional. Comience con un diario de alimentación para identificar alimentos problemáticos. Una gestión equilibrada de la energía también significa conocer y respetar los propios límites. Desarrolle una sensibilidad para saber cuándo necesita un descanso. Un enfoque probado es la "regla 20-80": planifique su día de manera que utilice aproximadamente el 80% de su energía para actividades planificadas y reserve el 20% para lo inesperado. La integración de movimiento en la vida diaria es un importante proveedor de energía, pero debe hacerse de manera dosificada. Comience el día con suaves ejercicios de estiramiento, use las escaleras en lugar del ascensor y dé un paseo por la tarde; estas pequeñas actividades se suman a un notable aumento de energía.

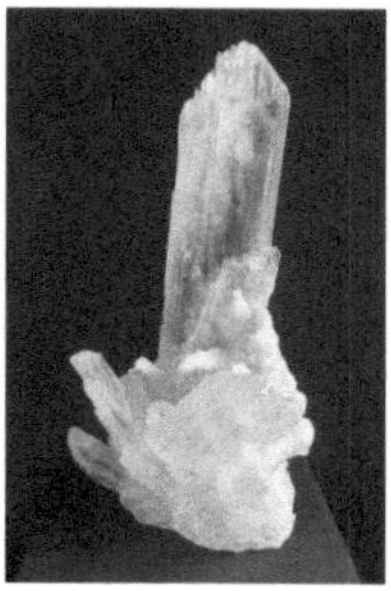

Calcio [i10]

Glosario

Anemia

Una enfermedad en la que hay muy pocos glóbulos rojos o hemoglobina en la sangre, lo que lleva a fatiga y debilidad. También conocida como falta de sangre.

FODMAP

Oligosacáridos, disacáridos, monosacáridos y polioles fermentables: ciertos carbohidratos que pueden causar problemas digestivos en algunas personas. Comúnmente presentes en el trigo, ciertas frutas y productos lácteos.

PMS

Síndrome premenstrual: un grupo de síntomas físicos y emocionales que pueden aparecer aproximadamente 7-10 días antes de la menstruación. Afecta a alrededor del 75% de todas las mujeres en edad fértil.

Resumen - 4. 1. Cuidado de la salud

- A partir de los 40 años, los controles anuales de presión arterial son esenciales, especialmente en presencia de diabetes o enfermedades cardíacas.
- Los niveles de colesterol deben revisarse cada cinco años si son normales.
- La dieta mediterránea puede reducir comprobablemente el riesgo de enfermedades cardiovasculares.
- La prevención del cáncer de colon se vuelve especialmente importante a partir de los 45 años.
- El cribado de diabetes debe realizarse cada tres años a partir de los 35 años, con mayor frecuencia en caso de sobrepeso.
- Los hombres con antecedentes de tabaquismo deben someterse a exámenes para detectar aneurismas de la aorta abdominal.
- La ingesta de aspirina puede tener un efecto preventivo en personas de entre 50 y 59 años con alto riesgo cardiovascular.
- La calidad de la atención preventiva se supervisa mediante indicadores de calidad de prevención (PQIs).
- Una dieta rica en hierro combinada con vitamina C mejora significativamente la absorción de hierro.
- La "regla 20-80" recomienda reservar el 20% de la energía diaria para imprevistos.
- Una dieta baja en FODMAP puede ayudar con molestias gastrointestinales y la pérdida de energía asociada.
- Los síntomas del síndrome premenstrual (PMS) deben tenerse especialmente en cuenta en la planificación de la energía.

4. 2. 0. Organización cotidiana

La organización de la vida cotidiana con un hijo presenta a los padres mayores de 40 años desafíos especiales. ¿Cómo se puede lograr el equilibrio entre las obligaciones laborales y las tareas familiares? ¿Qué opciones de apoyo existen cuando es necesario coordinar tanto el cuidado de los hijos como, posiblemente, el cuidado de los propios padres? La situación de vida de los padres mayores de 40 a menudo difiere notablemente de la de los padres más jóvenes, ya sea por la posición profesional consolidada, la situación financiera o la responsabilidad adicional hacia la generación mayor. Por lo tanto, una organización cotidiana bien pensada es especialmente importante. Las siguientes secciones presentan estrategias concretas y enfoques prácticos sobre cómo puede gestionar su vida con un hijo también en esta etapa de la vida.

„El Time-Blocking es una estrategia efectiva para padres de 40+: definir franjas horarias fijas para actividades laborales y familiares, por ejemplo, temprano en la mañana para el trabajo, y más tarde en la tarde para la familia.“

4. 2. 1. Conciliación trabajo-familia

La conciliación entre el trabajo y la familia representa un desafío complejo, especialmente para los padres mayores de 40 años, que ofrece tanto oportunidades como retos. Estudios recientes muestran que tres de cada cuatro madres esperan más apoyo de sus empleadores [s126], lo que subraya la urgencia de este tema. En el mundo laboral moderno, se han establecido diferentes modelos que permiten una mejor balance. Muchas empresas ofrecen horarios flexibles y opciones de trabajo desde casa [s127], lo que es especialmente valioso para los padres. Un ejemplo práctico de esto es el modelo "Flexible-Four", donde los empleados pueden distribuir su semana laboral de 40 horas en cuatro días, creando así un día adicional para el tiempo en familia. La planificación financiera juega un papel central en la conciliación entre el trabajo y la familia [s128]. Se recomienda la elaboración de un presupuesto familiar detallado que contemple tanto los gastos regulares como los ahorros para eventos inesperados. Un enfoque concreto es la regla 50-30-20: 50% de los ingresos para gastos necesarios, 30% para deseos y 20% para ahorro y previsión. Particularmente desafiante es el regreso al trabajo después de la licencia por maternidad. Muchas madres informan sobre sentimientos de agotamiento y falta de reconocimiento [s126]. Para contrarrestar esto, las empresas progresistas establecen comunidades para padres y ofrecen programas de mentoría [s127]. Un concepto probado es el "modelo de tándem", donde dos trabajadores a tiempo parcial comparten un puesto y pueden cubrirse mutuamente. El papel de la comunicación en el lugar de trabajo no debe subestimarse. Las conversaciones abiertas con los superiores sobre la propia situación y posibles ajustes en los horarios laborales son esenciales [s127]. Un consejo práctico es llevar un "diario de conciliación", en el que se documente durante varias semanas qué horarios y modelos de trabajo funcionan de manera óptima. El conflicto de roles entre las obligaciones laborales y familiares puede generar un estrés considerable [s129]. Una estrategia efectiva es el "Time-Blocking", donde se definen ventanas de tiempo fijas para actividades laborales y familiares. Por ejemplo, se puede reservar la mañana temprana para tareas laborales importantes, mientras que la tarde se dedica a la familia. El uso de herramientas digitales y redes sociales puede tener tanto ventajas como desventajas [s129]. Si bien permiten el intercambio con otros padres afectados, se debe limitar conscientemente el tiempo en línea. Una solución práctica es el "Tiempo Familiar Digital": momentos establecidos en los que todos los miembros de la familia dejan de lado sus dispositivos digitales. Para muchos padres, surge la pregunta fundamental sobre la priorización de la carrera o la familia [s128]. Una solución equilibrada puede ser el "modelo de alternancia", donde se alternan fases de intensa actividad laboral con períodos de mayor presencia familiar. Esto requiere una planificación cuidadosa y una comunicación abierta con todos los involucrados. Las medidas de apoyo por parte de los empleadores, como la atención infantil en el lugar de trabajo o horarios de transición flexibles después de la licencia por maternidad, son especialmente valoradas por los empleados [s126]. Un concepto innovador es el "programa Family-First", donde los empleados pueden reprogramar su tiempo de trabajo de manera ágil en situaciones familiares de emergencia. La exitosa conciliación entre el trabajo y la familia requiere ajustes continuos y la disposición de todos los involucrados para explorar nuevos caminos. Es importante evaluar regularmente las estrategias elegidas y ajustarlas según sea necesario.

4. 2. 2. Construcción de redes de apoyo

La construcción de una red de apoyo sólida es de particular importancia para los padres mayores de 40 años, ya que a menudo deben coordinar no solo el cuidado de sus hijos, sino también la atención de familiares mayores [s130]. Una red bien estructurada permite manejar ambas tareas de manera más efectiva sin perder de vista la propia salud. Una columna central son las ofertas de apoyo profesional. Esto incluye centros de asesoramiento que informan sobre los servicios disponibles, ofrecen gestión de casos individual y apoyan en la coordinación de diversas ofertas de ayuda [s131]. Un enfoque práctico es crear primero una lista de todos los puntos de contacto locales y contactarlos por orden de urgencia. También es útil establecer un contacto fijo que actúe como coordinador. Los servicios de alivio juegan un papel importante en la red de apoyo. Estos pueden llevarse a cabo tanto en el entorno doméstico (alivio en el hogar) como en instalaciones externas (alivio fuera del hogar) [s132]. Para la implementación práctica, se recomienda un plan semanal en el que se programen tiempos fijos para las ofertas de alivio. Por ejemplo, cada martes por la tarde, una persona de cuidado podría hacerse cargo de la atención de los niños, mientras que al mismo tiempo un servicio de enfermería ambulatoria atiende a los familiares que necesitan cuidados. Las opciones de apoyo financiero también deben ser aprovechadas. En muchos casos, los familiares pueden actuar como cuidadores remunerados [s133]. Esto generalmente requiere una documentación precisa de los cuidados prestados y una coordinación con las aseguradoras correspondientes. Un consejo práctico es establecer un diario de cuidados digital, accesible para todos los involucrados, que facilite la comunicación. Los programas de gestión del estrés y los grupos de apoyo ofrecen ayuda emocional y práctica importante [s134]. Estas ofertas permiten el intercambio con otros afectados y transmiten estrategias de afrontamiento esenciales. Un concepto probado es el "sistema de tándem", en el que dos familias se apoyan mutuamente y se alternan en el cuidado. La integración de tecnologías asistivas puede facilitar considerablemente la vida cotidiana [s131]. Herramientas de comunicación modernas, sistemas de alarma y funciones de calendario digitales ayudan en la coordinación de todos los involucrados. Esto se puede implementar prácticamente mediante la creación de una plataforma digital compartida, donde se presenten de manera clara todas las citas, planes de medicación y responsabilidades. La asesoría legal y financiera debe ser solicitada con anticipación [s131]. Esto se refiere tanto a cuestiones de poder notarial y directrices de atención médica como a la planificación de la seguridad financiera a largo plazo. Un enfoque concreto es la creación de un "carpeta de emergencia", donde se recopilen todos los documentos y contactos importantes de manera centralizada. El centro de recursos para personas mayores y personas con discapacidades puede servir como un punto de contacto central [s134]. Aquí, los cuidadores reciben información sobre los servicios disponibles y pueden recibir asesoramiento en la búsqueda de ofertas de apoyo adecuadas. Se recomienda asistir a citas de asesoramiento regularmente y comunicar claramente las propias necesidades. La exitosa integración de todas las ofertas de apoyo requiere una evaluación y ajuste regulares. Una reunión trimestral de todos los involucrados, donde se intercambien experiencias y se discutan oportunidades de mejora, ha demostrado ser efectiva en la práctica.

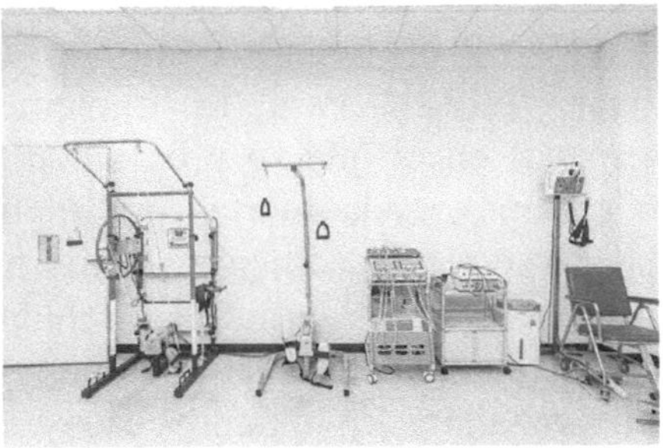

tecnologías de asistencia [i11]

Alivio en el hogar
Servicios de atención y apoyo que se llevan a cabo directamente en el hogar, como ayuda doméstica o servicios de enfermería móviles

Alivio fuera del hogar
Ofertas de atención fuera del hogar, como centros de cuidado diurno o grupos de ocio supervisados

Gestión de casos
Acompañamiento y coordinación sistemática de servicios de ayuda por un cuidador especializado que mantiene una visión general y coordina las ofertas de ayuda

Resumen - 4. 2. Organización cotidiana

- Tres de cada cuatro madres esperan más apoyo de los empleadores.
- El modelo "Flexible-Four" permite una semana laboral de 40 horas distribuidas en cuatro días.
- Las empresas progresistas establecen comunidades de padres y programas de mentoría.
- El "modelo de tándem" permite que dos trabajadores a tiempo parcial compartan un puesto.
- El "time-blocking" define ventanas de tiempo fijas para actividades laborales y familiares.
- El "modelo de alternancia" alterna fases de intensa actividad laboral con tiempos familiares.
- El "programa Family-First" permite el cambio de horarios laborales de manera no burocrática en emergencias.
- Los sistemas de gestión de casos coordinan diversas ofertas de ayuda de manera centralizada.
- El alivio en el hogar y el alivio fuera del hogar se complementan en el concepto de atención.
- Los familiares pueden actuar como cuidadores remunerados.
- El "sistema de tándem" permite que dos familias se apoyen mutuamente en el cuidado.
- Los diarios de cuidado digitales facilitan la comunicación entre todas las partes involucradas.
- Las reuniones de evaluación trimestrales optimizan la coordinación de las ofertas de apoyo.

4. 3. 0. Desarrollo personal

¿Cómo cambia la propia autocomprensión al convertirse en madre o padre por primera vez después de los 40 años? ¿Qué significa para el desarrollo personal cuando estructuras y hábitos que han crecido durante décadas deben ser repensados de repente? La paternidad tardía presenta desafíos únicos, pero también ofrece oportunidades especiales para el desarrollo personal. Mientras que los padres más jóvenes a menudo aún están en medio de su propia búsqueda de identidad, las personas mayores de 40 años suelen contar con experiencias de vida consolidadas y estrategias de afrontamiento bien desarrolladas. Al mismo tiempo, surgen nuevas preguntas: ¿Cómo se puede conciliar la posición profesional arduamente ganada con las exigencias de la paternidad? ¿Qué papel juega la resistencia física? ¿Y cómo se logra no perder de vista las propias necesidades en medio de las nuevas responsabilidades? Las siguientes secciones presentan caminos concretos sobre cómo los padres tardíos pueden integrar con éxito su nuevo rol en sus vidas y, al mismo tiempo, crecer tanto a partir de los desafíos como de las alegrías de ser padres.

„Las madres tardías a menudo informan de menos dificultades en la búsqueda de su rol que las madres más jóvenes, ya que han desarrollado una identidad más sólida y perciben el rol de madre como una enriquecedora adición.“

4. 3. 1. Búsqueda de roles como madre tardía

La búsqueda de roles como madre tardía representa un profundo proceso de transformación que cambia fundamentalmente la vida de una mujer en todos los aspectos [s135]. A diferencia de las madres más jóvenes, las mujeres mayores de 40 a menudo informan sobre una percepción más matizada de estos cambios y muestran una mayor madurez emocional al enfrentar los nuevos desafíos [s136]. La transición a la maternidad significa, en primer lugar, una reorganización completa de la propia vida. Mientras que muchas madres tardías ya están establecidas con éxito en sus carreras y han desarrollado estructuras diarias claras, el nuevo rol requiere una reevaluación fundamental de prioridades y objetivos de vida [s135]. Un ejemplo práctico de esto es la adaptación de la rutina diaria: donde antes quizás se programaba el gimnasio a las 6 de la mañana, ahora se debe reaccionar de manera flexible a las necesidades del bebé. Es particularmente interesante observar que las madres tardías a menudo informan de menos dificultades en la búsqueda de roles que las madres más jóvenes [s136]. Esto podría estar relacionado con el hecho de que ya han desarrollado una identidad sólida y perciben el rol de madre como una enriquecedora, no como una limitación de su personalidad. Una estrategia útil aquí es integrar conscientemente las experiencias de vida previas en el nuevo rol: por ejemplo, las habilidades de gestión de proyectos del ámbito laboral pueden ser muy útiles para organizar la vida familiar. Los aspectos físicos de la maternidad representan un desafío especial para muchas madres tardías [s137]. Especialmente las mujeres que han sido muy activas antes del embarazo deben aprender a ajustar sus expectativas a esta nueva fase de vida [s138]. Aquí, el concepto de autocompasión ha demostrado ser particularmente valioso: en lugar de juzgarse por actividades deportivas reducidas, las madres pueden aprender a aceptar esta fase como temporal y encontrar soluciones creativas. Un enfoque práctico es, por ejemplo, el "entrenamiento con bebé", donde el niño se integra en las sesiones de ejercicio. Las expectativas sociales y culturales juegan un papel importante en la búsqueda de roles [s135]. Las madres tardías a menudo se enfrentan a prejuicios particulares, como respecto a su energía o resistencia. Un enfoque constructivo puede ser conectarse conscientemente con otras madres tardías y construir una comunidad de apoyo. Muchas ciudades ahora ofrecen grupos de juego o clases de yoga especiales para madres de 40 años o más. El desarrollo del "yo" al "nosotros" es un aspecto central de la búsqueda de roles [s136]. No se trata de la pérdida total de la propia identidad, sino de una expansión de la autocomprensión. Las madres tardías pueden beneficiarse de su experiencia de vida y desarrollar conscientemente estrategias para cuidar ambos aspectos de su identidad. Un consejo práctico es la introducción de "rituales de tiempo para mí", que se integran firmemente en la vida familiar. La adaptación psicológica al rol de madre ocurre de manera gradual [s135]. Es importante entender que las inseguridades y dudas son normales y no deben interpretarse como un fracaso personal. Una estrategia útil es llevar un diario de maternidad, donde se documentan los éxitos, desafíos y pasos de desarrollo. Para la exitosa búsqueda de roles, la relación con la pareja también es de gran importancia [s137]. Las madres tardías a menudo tienen la ventaja de una relación consolidada, pero aún deben aprender a navegar la nueva dinámica. Revisiones regulares de la relación y una comunicación abierta sobre necesidades y expectativas pueden ser muy útiles aquí. La integración del rol de madre en la autoimagen existente es un proceso continuo [s137] que requiere tiempo y paciencia. Es importante liberarse de las exigencias perfeccionistas y, en su lugar, desarrollar una actitud realista y benevolente. Un enfoque práctico es crear una "lista de éxitos" que documente no solo los progresos del niño, sino también el propio desarrollo como madre.

Glosario

Proceso de transformación

Un cambio fundamental en la personalidad y el estilo de vida que atraviesa diversas fases y conduce a una reorientación de la propia identidad

Ritual de tiempo para mí

Ventanas de tiempo regulares y planificadas para el autocuidado y la recuperación, que se pasan conscientemente sin familia u otras obligaciones

4. 3. 2. Autocuidado en la vida familiar

El autocuidado en la vida familiar adquiere una importancia central, especialmente para los padres mayores de 40 años, ya que a menudo deben equilibrar múltiples roles y responsabilidades. La investigación muestra claramente que el autocuidado intencionado no solo mejora el bienestar personal, sino que también influye positivamente en la calidad de la crianza de los hijos y en el clima familiar en general [s139]. Un aspecto esencial del autocuidado es la autorregulación emocional. Especialmente en situaciones estresantes, como cuando un niño pequeño tiene una rabieta y al mismo tiempo se deben responder correos electrónicos importantes, la capacidad de autorregular las emociones es crucial [s140]. Un ejercicio práctico para esto es la "método 3-3-3": tomar tres respiraciones profundas, nombrar tres cosas en la habitación y reconocer tres sensaciones corporales. Este breve ejercicio de atención plena se puede integrar fácilmente en la vida diaria y ayuda a mantener la calma. Manejar múltiples estresores requiere una gestión de recursos bien pensada [s141]. Un enfoque efectivo es el "modelo de cuenta de energía": al igual que en una cuenta bancaria, los padres deben asegurarse diariamente de que, además de los "gastos" (cuidado de otros), también haya "ingresos" (autocuidado). Esto podría significar que, después de acostar a los niños, se reserve conscientemente 30 minutos para una actividad relajante, ya sea leer, meditar o tomar un baño relajante. Particularmente desafiante es el equilibrio entre las exigencias laborales y las obligaciones familiares. Un enfoque estructurado puede aliviar esta carga: elabore un plan semanal que incluya explícitamente "espacios de autocuidado". Estos deben ser tratados con la misma seriedad que las citas laborales. Un ejemplo práctico sería el "paseo matutino del miércoles" antes del trabajo o la "sesión de yoga del viernes por la noche". La dimensión financiera del autocuidado a menudo se subestima [s139]. Una base financiera estable reduce el estrés y crea espacio para actividades que fomentan el bienestar personal. Enfoques prácticos incluyen establecer un "presupuesto de autocuidado" o invertir en servicios que ahorran tiempo, como ayuda doméstica o servicios de entrega de alimentos. El apoyo social juega un papel clave en el autocuidado sostenible. Construir una red de apoyo confiable es esencial [s142]. Esto se puede lograr a través de reuniones regulares con otros padres, la participación en grupos de padres e hijos o el intercambio en comunidades en línea. Un consejo concreto es establecer una "rotación de tiempo libre para padres", donde varias familias se turnan para cuidar a los niños. El equilibrio digital está ganando cada vez más importancia [s140]. Un "detox digital" puede ayudar a estar mentalmente más presente para la familia. Las posibilidades de implementación práctica incluyen tiempos sin teléfonos durante las comidas o establecer "zonas libres de tecnología" en ciertas áreas de la casa. Para los familiares que cuidan, el autocuidado es especialmente importante [s143]. Deben buscar activamente oportunidades de alivio y aprovecharlas sin culpa. Un enfoque estructurado es llevar un "diario de carga", que ayuda a reconocer señales de advertencia de sobrecarga de manera temprana. La integración del movimiento en la vida diaria es otro componente importante del autocuidado. En lugar de sesiones de ejercicio separadas, se pueden incorporar elementos de movimiento en las actividades familiares: paseos en bicicleta juntos, "pausas de baile" mientras se cocina o juegos de movimiento en el jardín. En última instancia, el autocuidado no es un lujo, sino una necesidad para una vida familiar saludable. Desarrollar una rutina de autocuidado positiva requiere tiempo y debe entenderse como un proceso continuo que se adapta a las cambiantes necesidades familiares.

Glosario

Autorregulación Emocional

La capacidad de percibir, entender y gestionar conscientemente la intensidad y expresión de las propias emociones. Se basa en procesos neurológicos en la corteza prefrontal del cerebro.

Detox Digital

Una pausa consciente de dispositivos digitales y actividades en línea, que típicamente puede durar entre 24 horas y varias semanas. Tiene como objetivo restaurar la atención natural y reducir el estrés.

Resumen - 4. 3. Desarrollo personal

- Las madres tardías muestran una percepción más diferenciada de los cambios y una mayor madurez emocional ante nuevos desafíos.
- Las habilidades de gestión de proyectos adquiridas en la vida profesional resultan valiosas para organizar la vida familiar.
- El concepto de autocompasión ayuda especialmente en la adaptación de actividades deportivas en esta nueva etapa de la vida.
- La integración de rituales de "tiempo para mí" es un factor clave para el equilibrio entre el yo y el nosotros.
- Un diario de maternidad apoya la adaptación psicológica mediante la documentación de logros y pasos de desarrollo.
- El "método 3-3-3" sirve como un ejercicio efectivo de atención plena para la regulación emocional en la vida familiar.
- El "modelo de cuenta de energía" ayuda a equilibrar la distribución entre el cuidado y el autocuidado.
- Los "espacios de autocuidado" en el plan semanal deben ser tratados como citas profesionales.
- Una "rotación de tiempo libre para padres" con varias familias permite períodos regulares de descanso.
- Las "zonas libres de tecnología" en el hogar fomentan la presencia mental para la familia.

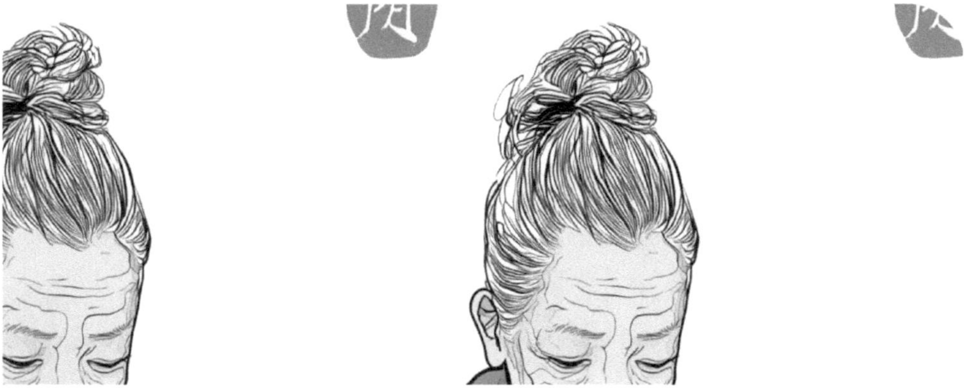

Revisión - 4. Vida con hijos después de los 40

- A partir de los 40, la importancia de la prevención de la salud aumenta con controles anuales de presión arterial y niveles de colesterol cada 5 años en valores normales.
- La dieta mediterránea reduce comprobablemente el riesgo de enfermedades cardiovasculares.
- La prevención del cáncer de colon se vuelve especialmente importante a partir de los 45 años.
- El cribado de diabetes debe realizarse cada tres años a partir de los 35 años, especialmente en casos de sobrepeso.
- Tres de cada cuatro madres esperan más apoyo de sus empleadores.
- El modelo "Flexible-Four" permite distribuir la semana laboral de 40 horas en cuatro días.
- El "modelo tándem" permite que dos trabajadores a tiempo parcial compartan un puesto.
- Los alimentos ricos en hierro estabilizan los niveles de energía y previenen la anemia.
- La combinación con vitamina C mejora la absorción de hierro.
- La "regla 20-80" recomienda destinar el 80% de la energía a actividades planificadas y el 20% como reserva.
- Las madres tardías a menudo informan sobre una percepción más matizada de los cambios.
- La "método 3-3-3" ayuda en la regulación emocional: tres respiraciones, nombrar tres cosas, percibir tres sensaciones corporales.
- El "modelo de cuenta de energía" equilibra los "gastos" (cuidado de otros) con los "ingresos" (autocuidado).
- Una "rotación de tiempo libre para padres" permite el alivio mutuo en el cuidado de los niños.

Ofertas adicionales gratuitas planificadas

Nos complace poder ofrecerle en el futuro materiales complementarios gratuitos para este libro:

- Un capítulo bonus exclusivo con contenido adicional
- Un resumen compacto de todo el libro en formato PDF

Se prevé que estos materiales se publiquen en enero de 2025.
Le invitamos a visitar nuestro sitio web hoy mismo. Cuando se lance nuestro servicio de boletín (previsto para enero de 2025), podrá registrarse para recibir actualizaciones y no perderse ninguna novedad sobre las ofertas adicionales gratuitas.

SaageBooks.com/es/paternidad_despues_de_los_40-bonus-SK86Y

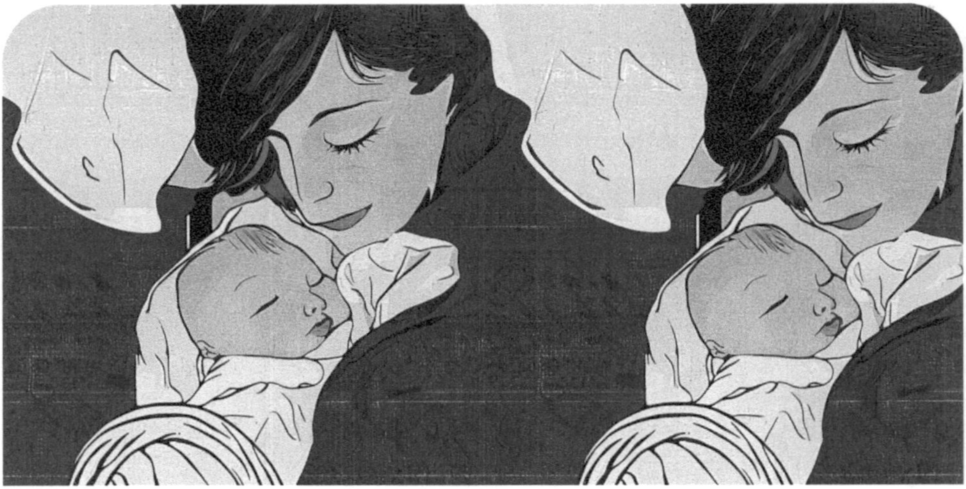

Estimados lectores,

Me siento profundamente honrado de que hayan dedicado tiempo a leer mi libro de principio a fin. Como autor, mi mayor deseo es proporcionarles ideas valiosas y orientación práctica. Su confianza en mi trabajo significa mucho para mí. Espero que la lectura haya sido enriquecedora para ustedes. Si tienen alguna pregunta o sugerencia, no duden en contactarme a través de nuestro sitio web.

Si han disfrutado de este libro, agradecería enormemente una reseña honesta. Su opinión es importante para mí y ayuda a otros lectores a tomar su decisión. Pueden dejar fácilmente su valoración honesta en la plataforma de venta donde compraron el libro.
¡Gracias por su apoyo!

Artemis Saage

Saage Media GmbH

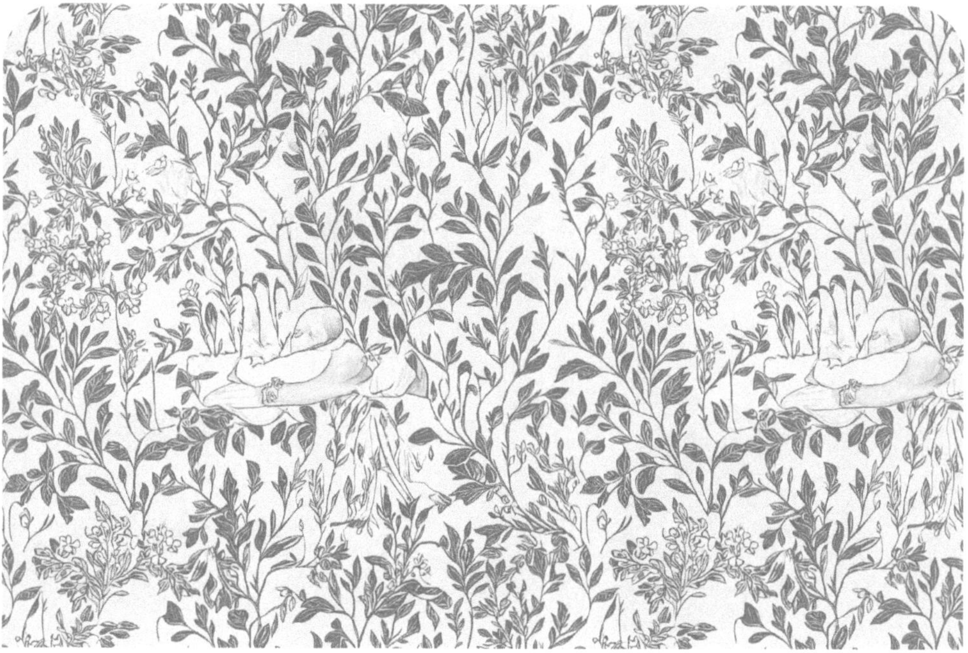

SaageBooks.com/es

¡Descubre más! Nuestro sitio web editorial te ofrece una variada selección de libros adicionales y publicaciones emocionantes. Además de contenido gratuito y materiales exclusivos de bonificación, encontrarás información detallada sobre nuestras obras. Explora nuestra extensa oferta digital y déjate inspirar por experiencias adicionales de lectura. Como servicio especial, ofrecemos contenido tanto gratuito como de pago para complementar perfectamente tu experiencia de lectura.

SaageBooks.com/es

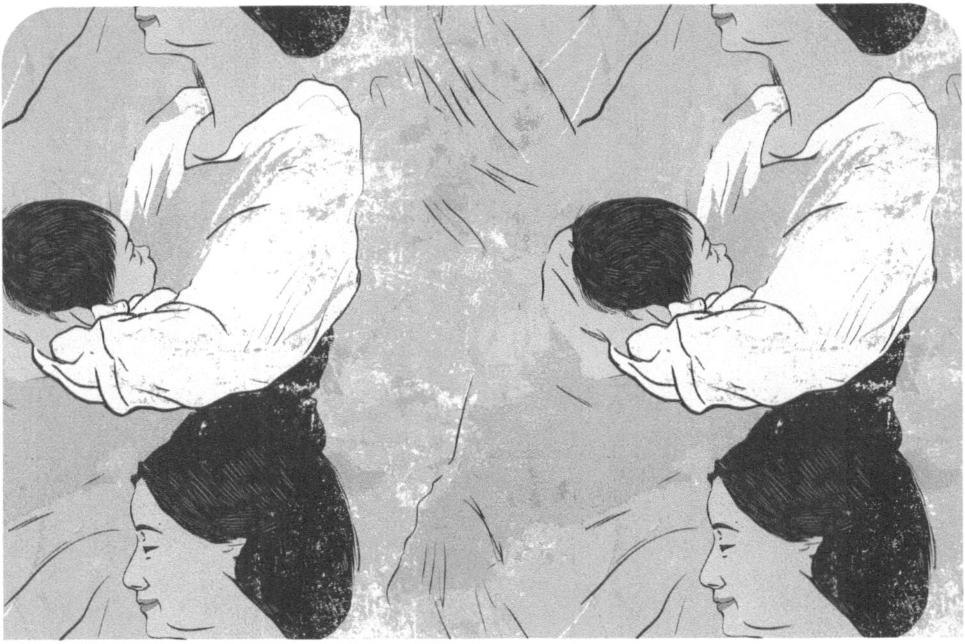

Fuentes

Mi sincero agradecimiento a todos los autores de las fuentes científicas y no científicas citadas, a los operadores de los sitios web referenciados y a los creadores de las imágenes, gráficos y estudios utilizados, cuyo valioso trabajo ha contribuido significativamente a la creación de este libro.
Para más información, le recomiendo visitar los sitios web de las fuentes.

Todas las fuentes fueron consultadas por última vez el: 2025-01-08

[s1] - https://pubmed.ncbi.nlm.nih.gov/9334293/
Autor: S W Lamberts A W van den Beld A J van der Lely
Título: The endocrinology of aging
Fecha de lanzamiento: 19971017
Sitio web: PubMed
Editorial: Science

[s2] - https://www.lidsen.com/journals/geriatrics/geriatrics-08-02-276
Autor: Ayodeji Folorunsho Ajayi Oluwole Tolulope David Adelakun Ademola Ayodele Ajayi Lydia Oluwatoyin Oyowvi Mega Obukohwo Oyedokun Precious Akanbi Grace Bosede Dare Sarah Nene Adeniran Adebola Magret
Título: Andropause: A Neglected Disease Entity
por: LIDSEN Publishing Inc
Fecha de lanzamiento: April 03 2024
Sitio web: LIDSEN Publishing
Editorial: LIDSEN Publishing Inc

[s3] - https://www.nhs.uk/conditions/male-menopause/
Título: The male menopause
por: NHS
Fecha de lanzamiento: 13 October 2022
Sitio web: NHS

[s4] - https://medlineplus.gov/ency/article/004017.htm
Título: Aging changes in the male reproductive system
por: ADAM Inc
Fecha de lanzamiento: 06012025
Sitio web: MedlinePlus
Editorial: National Library of Medicine

[s5] - https://www.who.int/news-room/fact-sheets/detail/menopause
Autor: World Health Organization: WHO
Título: Menopause
Fecha de lanzamiento: 16 October 2024
Sitio web: World Health Organization

[s6] - https://www.ncbi.nlm.nih.gov/pmc/articles/PMC8616291/
Autor: Gwidong Han SeongHyeon Hong SeungJae Lee SeungPyo Hong Chunghee Cho
Título: Transcriptome Analysis of Testicular Aging in Mice
por: Gwangju Institute of Science and Technology
Fecha de lanzamiento: 20211026
Sitio web: NCBI
Editorial: MDPI

[s7] - https://www.ncbi.nlm.nih.gov/books/NBK576440/
Autor: Amy Owen Karen Carlson Paul B Sparzak
Título: AgeRelated Fertility Decline
por: StatPearls Publishing
Fecha de lanzamiento: 2024 Jan
Sitio web: NCBI Bookshelf
Editorial: StatPearls Publishing

[s8] - https://www.asrm.org/globalassets/_asrm/practice-guidance/practice-guidelines/pdf/testing_and_interpreting_measures_of_ovarian_reserve.pdf
Autor: Practice Committee of the American Society for Reproductive Medicine
Título: Testing and interpreting measures of ovarian reser ve: a committee opinion
por: American Society for Reproductive Medicine
Fecha de lanzamiento: December 2020
Sitio web: American Society for Reproductive Medicine
Editorial: Elsevier Inc

[s9] - https://www.aging-us.com/article/102864/text
Autor: JingJing Zhang Xiaoyan Liu Li Chen Shouxin Zhang Xia Zhang Cuifang Hao YiLiang Miao
Título: Advanced maternal age alters expression of maternal effect genes that are essential for human oocyte quality
por: Impact Journals LLC
Fecha de lanzamiento: February 25 2020
Sitio web: Aging
Editorial: Impact Journals LLC

[s10] - https://link.springer.com/article/10.1007/s40618-016-0497-6
Autor: B Meczekalski A Czyzyk M Kunicki A Podfi gurnaStopa L Plociennik G Jakiel M Macie jewskaJeske K Lukaszuk
Título: Fertility in women of late reproductive age: the r ole of serum antiMllerian hormone AMH levels in its assessment
Fecha de lanzamiento: 14 June 2016
Sitio web: SpringerLink
Editorial: Journal of Endocrinological Investigation

[s11] - https://pubmed.ncbi.nlm.nih.gov/22082792/
Autor: Kimberly Liu Allison Case
Título: Advanced reproductive age and fertility
por: REPRODUCTIVE ENDOCRINOLOGY AND INFERTILITY COMMITTEE
Fecha de lanzamiento: 201111
Sitio web: PubMed
Editorial: J Obstet Gynaecol Can

[s12] - https://pubmed.ncbi.nlm.nih.gov/22978268/
Autor: Deepika Nehra Hau D Le Erica M Fallon Sarah J Carlson Dori Woods Yvonne A White Amy H Pan Lankai Guo Scott J Rodig Jonathan L Tilly Bo R Rueda Mark Puder
Título: Prolonging the female reproductive lifespan and improving egg quality with dietary omega3 fatty acids
por: Childrens Hospital Boston
Fecha de lanzamiento: 20121019
Sitio web: PubMed
Editorial: Blackwell Publishing LtdAnatomical Society of Great Britain and Ireland

[s13] - https://www.ncbi.nlm.nih.gov/pmc/articles/PMC7940751/
Autor: Lori R Bernstein Nathan R Treff
Título: Editorial: Causes of Oocyte Aneuploidy and Infertility in Advanced Maternal Age and Emerging Therapeutic Approaches
por: Pregmama LLC
Fecha de lanzamiento: 20210223
Sitio web: NCBI
Editorial: Frontiers in Endocrinology

[s14] - https://www.shadygrovefertility.com/article/ten-things-to-know-about-your-egg-supply/
Autor: Candice B OHern Perfetto MD
Título: 10 things to know about your egg supply and ovarian reserve
por: Shady Grove Fertility
Fecha de lanzamiento: 07052023
Sitio web: Shady Grove Fertility

[s15] - https://www.nature.com/articles/s41598-020-76543-y
Autor: Xiuliang Dai Yufeng Wang Haiyan Yang Tingting Gao Chunmei Yu Fang Cao Xiyang Xia Jun Wu Xianju Zhou Li Chen
Título: AMH has no role in predicting oocyte quality in women with advanced age undergoing IVFICSI cycles
por: Changzhou Maternal and Health Care Hospital
Fecha de lanzamiento: 20201112
Sitio web: Nature
Editorial: Scientific Reports

[s16] - https://rbej.biomedcentral.com/articles/10.1186/s12958-020-00668-y
Autor: Iman Halvaei Julia Litzky Navid Esfandiari
Título: Advanced paternal age: effects on sperm parameters assisted reproduction outcomes and offspring health
por: BMC BioMed Central
Fecha de lanzamiento: 20201113
Sitio web: Reproductive Biology and Endocrinology
Editorial: BioMed Central

[s17] - https://www.ncbi.nlm.nih.gov/pmc/articles/PMC10420110/
Autor: Marwa Lahimer Debbie Montjean Rosalie Cabry Severine Capelle Elodie Lefranc Vronique Bach Mounir Ajina Habib Ben Ali Hafida KhorsiCauet Moncef Benkhalifa
Título: Paternal Age Matters: Association with Sperm Criterias Spermatozoa DNA Integrity and Methylation Profile
por: Fertilys Centres de Fertilit
Fecha de lanzamiento: 2023 Jul 27
Sitio web: NCBI
Editorial: MDPI

[s18] - https://www.aging-us.com/article/102120/text
Autor: Aleksandra RosiakGill Kamil Gill Joanna Jakubik Monika Fraczek Lukasz Patorski Dariusz Gaczarzewicz Rafal Kurzawa Maciej Kurpisz Malgorzata Piasecka
Título: Agerelated changes in human sperm DNA integrity
por: Impact Journals LLC
Fecha de lanzamiento: August 13 2019
Sitio web: Aging
Editorial: Impact Journals LLC

[s19] - https://www.aging-us.com/article/204546/text
Autor: Laura Bernhardt Marcus Dittrich Andreas Prell Ramya Potabattula Charis Drummer Rdiger Behr Thomas Hahn Martin Schorsch Tobias Mller Thomas Haaf
Título: Agerelated methylation changes in the human sperm epigenome
por: Impact Journals LLC
Fecha de lanzamiento: February 27 2023
Sitio web: Aging
Editorial: Impact Journals LLC

[s20] - https://www.betterhealth.vic.gov.au/health/conditionsandtreatments/age-and-fertility
Título: Age and fertility
por: Department of Health State Government of Victoria
Fecha de lanzamiento: 20230928
Sitio web: Better Health Channel

[s21] - https://www.nature.com/articles/s41598-021-84051-w
Autor: Giulia Collodel Fabio Ferretti Maurizio Masini Giacomo Gualtieri Elena Moretti
Título: Influence of age on sperm characteristics evaluated by light and electron microscopies
por: Nature Publishing Group
Fecha de lanzamiento: 20210302
Sitio web: Nature
Editorial: Scientific Reports

[s22] - https://pubmed.ncbi.nlm.nih.gov/25928123/
Autor: Rakesh Sharma Ashok Agarwal Vikram K Rohra Mourad Assidi Muhammad AbuElmagd Rola F Turki
Título: Effects of increased paternal age on sperm quality reproductive outcome and associated epigenetic risks to offspring
por: Cleveland Clinic King Abdulaziz University
Fecha de lanzamiento: 20150419
Sitio web: PubMed
Editorial: Reproductive Biology and Endocrinology

[s23] - https://pubmed.ncbi.nlm.nih.gov/15192059/
Autor: Bianca Khnert Eberhard Nieschlag
Título: Reproductive functions of the ageing male
por: Institute of Reproductive Medicine of the University
Fecha de lanzamiento: 20040610
Sitio web: PubMed
Editorial: Hum Reprod Update

[s24] - https://www.yourfertility.org.au/everyone/age
Autor: Liz Ellis
Título: Age and Fertility
por: Your Fertility
Sitio web: Your Fertility

[s25] - https://fertility.womenandinfants.org/blog/fertility-diet
Autor: Dr Meghan CH Ozcan
Título: What Is the Optimal Fertility Diet?
por: Women and Infants Fertility Center
Fecha de lanzamiento: July 1 2022
Sitio web: Women and Infants

[s26] - https://www.collaborativewomenscare.com/blog/5-ways-to-improve-your-fertility-after-35
Título: 5 Ways to Improve Your Fertility After 35
por: Collaborative Womens Care
Sitio web: Collaborative Womens Care

[s27] - https://www.betterhealth.vic.gov.au/health/healthyliving/Conceiving-a-baby
Título: Conceiving a baby | **por:** Better Health Channel
Fecha de lanzamiento: 20230224 | **Sitio web:** Better Health Channel

[s28] - https://fertilityresearchandpractice.biomedcentral.com/articles/10.1186/s40738-015-0003-4
Autor: Gretchen Garbe Collins Brooke V Rossi | **Título:** The impact of lifestyle modifications diet and vit amin supplementation on natural fertility
Fecha de lanzamiento: 25 July 2015 | **Sitio web:** Fertility Research and Practice
Editorial: BMC

[s29] - https://gremjournal.com/journal/04-2020/how-to-improve-fertility-in-women-with-anovulatory-polycystic-ovary-syndrome-pcos/
Autor: Lino Del Pup Andrea Borini | **Título:** How to improve fertility in women with a novulatory polycystic ovary syndrome PCOS
por: GREM Gynecological and Reproductive End ocrinology Metabolism | **Fecha de lanzamiento:** 042020
Sitio web: GREM Journal

[s30] - https://www.asrm.org/globalassets/_asrm/practice-guidance/practice-guidelines/pdf/optimizing_natural_fertility.pdf
Autor: Practice Committee of the American Society for Reproductive Medicine and the Practice Comm ittee of the Society for Reproductive En docrinology and Infertility | **Título:** Optimizing natural fertility: a committee opinion
por: American Society for Reproductive Medicine | **Fecha de lanzamiento:** November 21 2021
Sitio web: ASRM | **Editorial:** Elsevier Inc

[s31] - https://www.ncbi.nlm.nih.gov/books/NBK576440/
Autor: Amy Owen Karen Carlson Paul B Sparzak | **Título:** AgeRelated Fertility Decline
por: StatPearls Publishing | **Fecha de lanzamiento:** 2024 Jan
Sitio web: NCBI Bookshelf | **Editorial:** StatPearls Publishing

[s32] - https://nutritionj.biomedcentral.com/articles/10.1186/s12937-021-00757-7
Autor: Elizabeth A Sanderman Sydney K Willis Lauren A Wise | **Título:** Female dietary patterns and outcomes of in vitro f ertilization IVF: a systematic literature review
por: BMC Nutrition Journal | **Fecha de lanzamiento:** 18 January 2022
Sitio web: Nutrition Journal | **Editorial:** BMC

[s33] - https://www.fcionline.com/article/fertility-nutrition-and-fitness-plan/
Autor: Dr Jennifer E HirshfeldCytron | **Título:** Fertility nutrition fitness plan
por: Fertility Centers of Illinois | **Fecha de lanzamiento:** December 7 2022
Sitio web: Fertility Centers of Illinois

[s34] - https://rbej.biomedcentral.com/articles/10.1186/1477-7827-11-66
Autor: Rakesh Sharma Kelly R Biedenharn Jennifer M Fedor Ashok Agarwal | **Título:** Lifestyle factors and reproductive health: taking control of your fertility
Fecha de lanzamiento: 16 July 2013 | **Sitio web:** Reproductive Biology and Endocrinology
Editorial: BioMed Central

[s35] - https://www.shadygrovefertility.com/article/preconception-vs-prenatal-vitamins-q-a/
Autor: Dr Eric Widra | **Título:** QA: Preconception vs Prenatal Vitamins
por: Shady Grove Fertility | **Fecha de lanzamiento:** 08142018
Sitio web: Shady Grove Fertility

[s36] - https://www.ncbi.nlm.nih.gov/pmc/articles/PMC8591222/
Autor: Yujie Shang Huifang Zhou Ruohan He Wentian Lu | **Título:** Dietary Modification for Reproductive Health in Women With Polycystic Ovary Syndrome: A Sy stematic Review and MetaAnalysis
Fecha de lanzamiento: 20211101 | **Sitio web:** NCBI
Editorial: Frontiers in Endocrinology

[s37] - https://www.nature.com/articles/s41430-021-00920-7
Autor: Bettina Hieronimus Regina Ensenauer | **Título:** Influence of maternal and paternal preconception overweightobesity on offspring outcomes and strategies for prevention
Fecha de lanzamiento: 15 June 2021 | **Sitio web:** Nature
Editorial: European Journal of Clinical Nutrition

[s38] - https://healthcare.utah.edu/the-scope/health-library/all/2023/12/fertility-treatments-after-age-40
Autor: Kirtly Parker Jones MD Erica Johnstone MD | **Título:** Fertility Treatments After Age 40
por: University of Utah | **Fecha de lanzamiento:** 20231221
Sitio web: The Scope | **Editorial:** U of U Health

[s39] - https://www.myivfanswers.com/advanced-age/
Título: Advanced Maternal Age | **por:** myIVFanswerscom
Sitio web: myIVFanswerscom | **Editorial:** The European Fertility Society CIC

[s40] - https://www.glowm.com/pdf/section1_chapter1.pdf
Autor: Larisa Corda Amita Khanapure Mahantesh K aroshi | **Título:** Biopanic advanced maternal age and fertility outcomes
Sitio web: Glowm

[s41] - https://www.coe.int/t/dg3/healthbioethic/activities/07_human_genetics_en/INF(2015)6%20e%20dpi%20dpn.pdf
Título: Background document on preimplantation and prenatal genetic testing | **por:** Council of Europe
Fecha de lanzamiento: 20150507 | **Sitio web:** Council of Europe

[s42] - https://www.nature.com/articles/s41598-023-37071-7
Autor: Jiina Kocourkov Anna astn Boris Burcin | **Título:** The influence of the increasing use of assisted re production technologies on the recent growth in fertility in Czechia
por: Nature Publishing Group | **Fecha de lanzamiento:** 20230705
Sitio web: Nature | **Editorial:** Scientific Reports

[s43] - https://www.nytimes.com/interactive/2023/05/14/well/family/motherhood-after-40.html
Autor: Dani Blum | **Título:** Joy Loneliness Rejuvenation: Becoming a Mother After 40
por: The New York Times | **Fecha de lanzamiento:** 20230514
Sitio web: The New York Times | **Editorial:** The New York Times

[s44] - https://link.springer.com/article/10.1007/s11019-023-10172-w
Autor: Eva De Clercq Andrea Martani Nicolas Vul liemoz Bernice S Elger Tenzin Wangmo
Título: Rethinking advanced motherhood: a new ethical narrative
por: Springer
Fecha de lanzamiento: 20230903
Sitio web: SpringerLink
Editorial: Springer

[s45] - https://www.ncbi.nlm.nih.gov/pmc/articles/PMC10068295/
Autor: Erica Ginstrm Ernstad Charles Hanson Kjell Wnggren Ann ThurinKjellberg Cecilia Hulthe Sderberg Elisabeth Syk Lundberg Max Petzold UllaBritt Wennerholm Christina Bergh
Título: Preimplantation genetic testing and child health: a national registerbased study
por: Sahlgrenska University Hospital Karolinska Institutet University of Gothenburg
Fecha de lanzamiento: 20230207
Sitio web: NCBI
Editorial: Oxford University Press on behalf of European Society of Human Reproduction and Embryology

[s46] - https://humgenomics.biomedcentral.com/articles/10.1186/s40246-022-00442-8
Autor: Hui Yang Andrew Thomas DeWan Mayur M Des ai Sten H Vermund
Título: Preimplantation genetic testing for aneuploidy: ch allenges in clinical practice
por: Yale School of Public Health
Fecha de lanzamiento: 20 December 2022
Sitio web: BMC Human Genomics
Editorial: BioMed Central

[s47] - https://www.nature.com/articles/gim2008104
Autor: Susannah Baruch David J Kaufman Kathy L Hudson
Título: Preimplantation genetic screening: a survey of in vitro fertilization clinics
por: Johns Hopkins University
Fecha de lanzamiento: September 2008
Sitio web: Nature
Editorial: Genetics in Medicine

[s48] - https://genomemedicine.biomedcentral.com/articles/10.1186/s13073-015-0160-4
Autor: Akash Kumar Allison Ryan Jacob O Kitzman Nina Wemmer Matthew W Snyder Styrmir Si gurjonsson Choli Lee Milena Banjevic Paul W Zarutskie Alexandra P Lewis Jay Shendure Matth ew Rabinowitz
Título: Whole genome prediction for preimplantation genetic diagnosis
por: BMC
Fecha de lanzamiento: 20150408
Sitio web: Genome Medicine
Editorial: BioMed Central

[s49] - https://static.cigna.com/assets/chcp/pdf/coveragePolicies/medical/mm_0514_coveragepositioncriteria_genetic_testing_repro_carrier_prenatal.pdf
Título: Medical Coverage Policy: 0514 Genetic Testing for Reproductive Carrier Screening and Prenatal Diagnosis
por: Cigna
Fecha de lanzamiento: 1112024
Editorial: The Cigna Group

[s50] - https://www.bluecrossnc.com/content/dam/bcbsnc/pdf/providers/policies-guidelines-codes/policies/commercial/laboratory/preimplantation_genetic_testing.pdf
Título: PreImplantation Genetic Testing AHS M2039
por: Blue Cross and Blue Shield of North Carolina
Fecha de lanzamiento: 042020
Sitio web: Blue Cross and Blue Shield of North Carolina

[s51] - https://www.coe.int/t/dg3/healthbioethic/activities/07_human_genetics_en/INF(2015)6%20e%20dpi%20dpn.pdf
Título: Background document on preimplantation and prenatal genetic testing
por: Council of Europe
Fecha de lanzamiento: 20150507
Sitio web: Council of Europe

[s52] - https://www.asrm.org/globalassets/_asrm/practice-guidance/practice-guidelines/pdf/use_of_preimplantation_genetic_testing_for_aneuploidy.pdf
Autor: Practice Committees of the American Society for Reproductive Medicine and the Society for Assisted Reproductive Technology
Título: The use of preimplantation genetic testing for ane uploidy: a committee opinion
por: American Society for Reproductive Medicine
Fecha de lanzamiento: May 18 2024
Sitio web: American Society for Reproductive Medicine
Editorial: Elsevier Inc

[s53] - https://ibis.utah.gov/ibisph-view/topic/Immunization.html
Título: Immunization
por: Utah Department of Health and Human Services
Fecha de lanzamiento: 20240626
Sitio web: Utahs Public Health Indicator Based Information System IBIS

[s54] - https://www.nhs.uk/conditions/nhs-health-check/
Título: NHS Health Check
por: NHS
Fecha de lanzamiento: 14 August 2023
Sitio web: NHS

[s55] - https://medlineplus.gov/ency/article/007465.htm
Título: Health screenings for men ages 40 to 64
por: National Library of Medicine
Sitio web: MedlinePlus

[s56] - https://www.bcbsal.org/rapidresponse/pdf/FHV-46.pdf
Autor: Blue Cross and Blue Shield of Alabama
Título: How to Use the Preventive Screenings Tool Kit
Sitio web: AlabamaBluecom

[s57] - https://www.healthcare.gov/preventive-care-adults/
Título: Preventive care benefits for adults
por: US Centers for Medicare Medicaid Services
Sitio web: HealthCaregov
Editorial: Department of Health Human Services

[s58] - https://www.trs.texas.gov/Pages/healthcare_covered_preventive_care.aspx
Título: Covered Preventive Care Services
por: Teachers Retirement System
Fecha de lanzamiento: September 2022
Sitio web: Texas Teachers Retirement System

[s59] - https://www.nature.com/articles/ejhg2015116
Autor: Lea Godino Eva Pompilii Federica DAnna A ntonio M MorselliLabate Elena Nardi Marco Seri Nicola Rizzo Gianluigi Pilu Daniela Turchetti
Título: Attitudes of women of advanced maternal age undergoing invasive prenatal diagnosis and the impact of genetic counselling
Fecha de lanzamiento: 27 May 2015
Sitio web: Nature
Editorial: European Journal of Human Genetics

[s60] - https://www.who.int/news-room/fact-sheets/detail/birth-defects
Autor: World Health Organization: WHO **Título:** Congenital disorders
Fecha de lanzamiento: 27 February 2023 **Sitio web:** World Health Organization

[s61] - https://www.umwomenshealth.org/conditions-treatments/perinatal-assessment
Título: Prenatal Evaluation **por:** University of Michigan Fetal Diagnosis and Treatment Center
Sitio web: UM Womens Health

[s62] - https://www.ohsu.edu/womens-health/prenatal-screening-and-genetics
Título: Prenatal Screening and Genetics **por:** Oregon Health Science University
Sitio web: OHSU

[s63] - https://static.cigna.com/assets/chcp/pdf/coveragePolicies/medical/mm_0514_coveragepositioncriteria_genetic_testing_repro_carrier_prenatal.pdf
Título: Medical Coverage Policy: 0514 Genetic Testing for Reproductive Carrier Screening and Prenatal Diagnosis **por:** Cigna
Fecha de lanzamiento: 1112024 **Editorial:** The Cigna Group

[s64] - https://www.cdc.gov/Mmwr/preview/mmwrhtml/00038393.htm
Autor: Richard S Olney MD MPH Cynthia A Moore MD Muin J Khoury MD PhD J David Erickson DDS PhD Larry D Edmonds MSPH Lorenzo D Botto MD Hani K Atrash MD MPH **Título:** Chorionic Villus Sampling and Amniocentesis: Recommendations for Prenatal Counseling
por: Centers for Disease Control and Prevention CDC **Sitio web:** CDC

[s65] - https://pmc.ncbi.nlm.nih.gov/articles/PMC2880848/
Autor: Julie Chevalier Sapp Sara Chandros Hull Shelby Duffer Sarah Zornetzer Erica Sutton Theresa M Marteau Barbara Bowles Biesecker **Título:** Ambivalence toward undergoing invasive p renatal testing: an exploration of its origins
por: National Institutes of Health **Fecha de lanzamiento:** 20100101
Sitio web: PMC **Editorial:** Prenatal Diagnosis

[s66] - https://www.uab.edu/shp/cds/images/documents/genetic-counseling/program-supervisor/sample-goals-by-specialty.pdf
Título: Clinical Rotations Sample Goals **por:** University of Alabama at Birmingham
Sitio web: University of Alabama at Birmingham

[s67] - https://pmc.ncbi.nlm.nih.gov/articles/PMC5368032/
Autor: Jennifer L Etnier William B Karper SeYun Park ChiaHao Shih Aaron T Piepmeier Laurie Widema n **Título:** Motivating Mature Adults to be Physically Active
por: University of North Carolina at Greensboro **Fecha de lanzamiento:** 20160906
Sitio web: NCBI **Editorial:** J Aging Phys Act

[s68] - https://www.betterhealth.vic.gov.au/health/healthyliving/resistance-training-health-benefits
Título: Resistance training health benefits **por:** Better Health Channel
Fecha de lanzamiento: 20070731 **Sitio web:** Better Health Channel

[s69] - https://odphp.health.gov/healthypeople/objectives-and-data/browse-objectives/physical-activity/evidence-based-resources
Título: Physical Activity EvidenceBased Resources **por:** US Department of Health and Human Services
Sitio web: Healthy People

[s70] - https://womensmidlifehealthjournal.biomedcentral.com/articles/10.1186/s40695-018-0039-9
Autor: Annette Joan Thomas Ellen Sullivan Mitchell Nancy Fugate Woods **Título:** The challenges of midlife women: themes from the Seattle midlife Womens health study
Fecha de lanzamiento: 15 June 2018 **Sitio web:** Womens Midlife Health
Editorial: BMC

[s71] - https://www.ncbi.nlm.nih.gov/pmc/articles/PMC10153588/
Autor: Natalie D Pope Paula K Baldwin Allison Gibson Kirsten Smith **Título:** Becoming a Caregiver: Experiences of Young Adults Moving into Family Caregiving Roles
por: University of Kentucky Western Oregon Un iversity National Institute on Drug Abuse Intramural Research Program **Fecha de lanzamiento:** 2022 Jan 28
Sitio web: NCBI **Editorial:** J Adult Dev

[s72] - https://www.psychologytoday.com/us/groups/ma/holliston
Título: Holliston Group Therapy and Support Groups in Holliston Middlesex County Massachusetts **por:** Psychology Today
Sitio web: Psychology Today

[s73] - https://www.thephoenixgroup.com/media/4atb0jbl/developing-and-delivering-midlife-mots-evidence-and-insights.pdf
Autor: Phoenix Group **Título:** Developing and delivering Midlife MOTs: evidence and insights
por: Phoenix Group **Fecha de lanzamiento:** September 2023
Sitio web: The Phoenix Group

[s74] - https://womensmidlifehealthjournal.biomedcentral.com/articles/10.1186/s40695-021-00064-5
Autor: PeiLin Yang Margaret M Heitkemper Kendra J Kamp **Título:** Irritable bowel syndrome in midlife women: a narrative review
Fecha de lanzamiento: 31 May 2021 **Sitio web:** Womens Midlife Health
Editorial: BMC

[s75] - https://www.hopkinsmedicine.org/-/media/the-academy/issues-for-senior-women-pub-jan2020.pdf
Autor: Kim Templeton MD Kari M Nilsen PhD Anne Walling MB ChB **Título:** Issues Faced by Senior Women Physicians: A National Survey
por: University of Kansas School of Medicine **Fecha de lanzamiento:** January 2020
Sitio web: Johns Hopkins Medicine **Editorial:** Mary Ann Liebert Inc

[s76] - https://diabetesjournals.org/care/article-pdf/47/Supplement_1/S282/740351/dc24s015.pdf
Autor: American Diabetes Association Professional Practice Committee **Título:** Management of Diabetes in Pregnancy: Standards of Care in Diabetes2024
por: American Diabetes Association **Fecha de lanzamiento:** 2024
Sitio web: diabetesjournalsorg **Editorial:** American Diabetes Association

[s77] - https://journal.houstonmethodist.org/articles/10.14797/mdcvj.696
Autor: Lochan M Shah Alison Wand Wendy Ying All ison G Hays Roger S Blumenthal Lili A Barouch Sammy Zakaria Garima Sharma
Título: Prevention Starts in the Womb: Opportunities for Addressing Cardiovascular Risk Factors During Pregnancy and Beyond
por: Houston Methodist
Fecha de lanzamiento: 20210924
Sitio web: Methodist DeBakey Cardiovascular Journal

[s78] - https://www.nature.com/articles/s41598-024-55783-2
Autor: Mengqi Wu Yanbing Deng Xinye Wang Baomei He Fangqiang Wei Ying Zhang
Título: Development of risk prediction nomogram for neonatal sepsis in Group B Streptococcuscoloni zed mothers: a retrospective study
por: Nature Publishing Group
Fecha de lanzamiento: 20240307
Sitio web: Nature
Editorial: Scientific Reports

[s79] - https://www.npeu.ox.ac.uk/assets/downloads/mbrrace-uk/reports/MBRRACE-UK%20Intrapartum%20Confidential%20Enquiry%20Report%202017%20-%20final%20version.pdf
Autor: Elizabeth S Draper Jennifer J Kurinczuk Sara Kenyon
Título: MBRRACEUK 2017 Perinatal Confidential En quiry: Term singleton intrapartum stillbirth and i ntrapartumrelated neonatal death
por: MBRRACEUK
Fecha de lanzamiento: November 2017
Sitio web: NPEU
Editorial: The Infant Mortality and Morbidity Studies Department of Health Sciences University of Lei cester

[s80] - https://www.phila.gov/media/20241210091731/Philadelphia-SMM-Report-2024.pdf
Autor: Weinbrom S Huynh M Mehta A Kallem S
Título: Severe Maternal Morbidity in Philadelphia 20162022
por: Philadelphia Department of Public Health
Fecha de lanzamiento: 2024
Sitio web: Philadelphia Government
Editorial: Philadelphia Department of Public Health

[s81] - https://link.springer.com/article/10.1007/s11886-016-0725-x
Autor: J L Browne K KlipsteinGrobusch A Franx D E Grobbee
Título: Prevention of Hypertensive Disorders of Pregnancy: a Novel Application of the Polypill Concept
por: Springer
Fecha de lanzamiento: 20160521
Sitio web: SpringerLink
Editorial: Current Cardiology Reports

[s82] - https://www.nature.com/articles/boneres201730
Autor: Bruce W Hollis Carol L Wagner
Título: New insights into the vitamin D requirements during pregnancy
por: Nature Publishing Group
Fecha de lanzamiento: 29 August 2017
Sitio web: naturecom
Editorial: Nature Publishing Group

[s83] - https://sc.edu/study/colleges_schools/public_health/about/news/2023/nsf_grant_mann.php
Título: New study examines pros cons of advanced maternal age
por: University of South Carolina
Sitio web: University of South Carolina

[s84] - https://www.ncbi.nlm.nih.gov/books/NBK576440/
Autor: Amy Owen Karen Carlson Paul B Sparzak
Título: AgeRelated Fertility Decline
por: StatPearls Publishing
Fecha de lanzamiento: 2024 Jan
Sitio web: NCBI Bookshelf
Editorial: StatPearls Publishing

[s85] - https://www.ontariomidwives.ca/sites/default/files/2017-10/In-due-time-pregnancy-beyond-40-English.pdf
Autor: Association of Ontario Midwives
Título: In Due Time Pregnancy Beyond 40 and Induction of Labour
Fecha de lanzamiento: 2015
Sitio web: Ontario Midwives

[s86] - https://bmcpregnancychildbirth.biomedcentral.com/articles/10.1186/s12884-017-1540-0
Autor: Kohei Ogawa Kevin Y Urayama Shinji Tanigaki Haruhiko Sago Shoji Sato Shigeru Saito Naho Morisaki
Título: Association between very advanced maternal age and adverse pregnancy outcomes: a cross sec tional Japanese study
por: BMC Pregnancy and Childbirth
Fecha de lanzamiento: 10 October 2017
Sitio web: BMC Pregnancy and Childbirth
Editorial: BioMed Central

[s87] - https://womensmidlifehealthjournal.biomedcentral.com/articles/10.1186/s40695-017-0027-5
Autor: Versie JohnsonMallard Elizabeth A KostasPolston Nancy Fugate Woods Katherine E Simmonds Ivy M Alexander Diana Taylor
Título: Unintended pregnancy: a framework for pr evention and options for midlife women in the US
por: BMC Womens Midlife Health
Fecha de lanzamiento: 20170915
Sitio web: Womens Midlife Health Journal
Editorial: BMC

[s88] - https://www.nature.com/articles/s41598-020-66774-4
Autor: Malin Lindell Pettersson Elizabeth Nedstrand Marie Bladh Agneta Skoog Svanberg Claudia Lampic Gunilla Sydsj
Título: Mothers who have given birth at an advanced age health status before and after childbirth
por: Nature Publishing Group
Fecha de lanzamiento: 20200616
Sitio web: Nature
Editorial: Scientific Reports

[s89] - https://pubmed.ncbi.nlm.nih.gov/30016194/
Autor: Sushila Arya Zuber D Mulla Sanja Kupesic Plavsic
Título: Outcomes of Women Delivering at Very Adv anced Maternal Age
por: Texas Tech University Health Sciences Center El Paso
Fecha de lanzamiento: 201811
Sitio web: PubMed
Editorial: J Womens Health Larchmt

[s90] - https://www.nature.com/articles/s41598-019-46153-4
Autor: Chumnan Kietpeerakool Pisake Lumbiganon Malinee Laopaiboon Siwanon Rattanakanokchai Joshua P Vogel A Metin Glmezoglu
Título: Pregnancy outcomes of women with previous caesarean sections: Secondary analysis of World Health Organization Multicountry Survey on Maternal and Newborn Health
por: World Health Organization
Fecha de lanzamiento: 20190705
Sitio web: Nature
Editorial: Scientific Reports

[s91] - https://bmcmedicine.biomedcentral.com/articles/10.1186/s12916-020-01890-6
Autor: Ci Song Yan Xu Yuqing Ding Yanfang Zhang Na Liu Lin Li Zhun Li Jiangbo Du Hua You Hongxia Ma Guangfu Jin Xudong Wang Hongbing Shen Yuan Lin Xiaoqing Jiang Zhibin Hu **Título:** The rates and medical necessity of cesarean delivery in China 20122019: an inspiration from Jiangsu
por: BMC Medicine **Fecha de lanzamiento:** 25 January 2021
Sitio web: BMC Medicine **Editorial:** BioMed Central

[s92] - https://pubmed.ncbi.nlm.nih.gov/11641671/
Autor: J L Ecker K T Chen A P Cohen L E Riley E S Lieberman **Título:** Increased risk of cesarean delivery with advancing maternal age: indications and associate d factors in nulliparous women
Fecha de lanzamiento: 200110 **Sitio web:** PubMed
Editorial: American Journal of Obstetrics and Gynecology

[s93] - https://pmc.ncbi.nlm.nih.gov/articles/PMC4189107/
Autor: Julia Timofeev Uma M Reddy ChunChih Huang Rita W Driggers Helain J Landy S Katherine Laughon **Título:** Obstetric Complications Neonatal Morbidity and Indications for Cesarean Delivery by Maternal Age
por: MedStar Washington Hospital Center Eunice Kennedy Shriver National Institute of Child Heal th and Human Development MedStar Health Research Institute **Fecha de lanzamiento:** 20141008
Sitio web: National Center for Biotechnology Information **Editorial:** The American College of Obstetricians and Gynecologists

[s94] - https://www.ncbi.nlm.nih.gov/pmc/articles/PMC7092517/
Autor: Kaname Uno Michinori Mayama Masato Yoshi hara Takehiko Takeda Sho Tano Teppei Suzuki Yasuyuki Kishigami Hidenori Oguchi **Título:** Reasons for previous Cesarean deliveries impact a womans independent decision of delivery mode and the success of trial of labor after Cesarean
por: TOYOTA Memorial Hospital **Fecha de lanzamiento:** 20200324
Sitio web: NCBI **Editorial:** BMC Pregnancy and Childbirth

[s95] - https://bmcpregnancychildbirth.biomedcentral.com/articles/10.1186/s12884-016-1028-3
Autor: Lina Herstad Kari Klungsyr Rolv Skjrven Tom Tanbo Lisa Forsn Thomas byholm Siri Vangen **Título:** Elective cesarean section or not? Maternal age and risk of adverse outcomes at term: a pop ulationbased registry study of lowrisk p rimiparous women
por: BMC Pregnancy and Childbirth **Fecha de lanzamiento:** 20160817
Sitio web: BMC Pregnancy and Childbirth **Editorial:** BioMed Central

[s96] - https://pediatrics.jmir.org/2024/1/e56807
Autor: Jessica Nathalie Rivera Rivera Katarina E AuBuchon Marjanna Smith Claire Starling Karen G Ganacias Aimee Danielson Loral Patchen J anine A Rethy H Joseph Blumenthal Angela D Thomas Hannah Arem **Título:** Development and Refinement of a Chatbot for Birthing Individuals and Newborn Caregivers: M ixed Methods Study
por: MedStar Health Research Institute Georgetown University **Fecha de lanzamiento:** 20241114
Sitio web: JMIR Pediatrics and Parenting **Editorial:** Journal of Medical Internet Research

[s97] - https://www.whattoexpect.com/pregnancy/pregnancy-health/postpartum-recovery/
Autor: Heidi Murkoff **Título:** Postpartum Recovery
por: What to Expect **Fecha de lanzamiento:** April 12 2023
Sitio web: What to Expect

[s98] - https://www.nature.com/articles/s41598-020-63031-6
Autor: Jennifer Hamner Maria FlorianRodriguez Jesus Acevedo R Ann Word **Título:** Protease Inhibition Improves Healing of The Vaginal Wall after Obstetrical Injury: Results from a Preclinical Animal Model
por: University of Texas Southwestern Medical Center **Fecha de lanzamiento:** 20200414
Sitio web: Nature **Editorial:** Scientific Reports

[s99] - https://www.macpac.gov/wp-content/uploads/2021/03/Chapter-2-Advancing-Maternal-and-Infant-Health-by-Extending-the-Postpartum-Coverage-Period.pdf
Título: Chapter 2: Advancing Maternal and Infant Health by Extending the Postpartum Coverage Period **por:** MACPAC
Fecha de lanzamiento: 20210324 **Sitio web:** macpacgov

[s100] - https://med.emory.edu/departments/pediatrics/divisions/neonatology/documents/11-advanced-age-lactation.pdf
Autor: Elizabeth Betsy Collins MD MPH **Título:** Lactation and Advanced Birthing Age
por: Emory University **Fecha de lanzamiento:** 4102024
Sitio web: Emory University

[s101] - https://www.nature.com/articles/s41372-022-01475-6
Autor: Cristina BorrsNovell Ana Herranz Barbero Carla Balcells Esponera Miriam LpezAbad Victoria Aldecoa Bilbao Montserrat Izquierdo Renau Isabel Iglesias Platas **Título:** Influence of maternal and perinatal factors on macronutrient content of very preterm human milk during the first weeks after birth
Fecha de lanzamiento: 20220805 **Sitio web:** Nature
Editorial: Journal of Perinatology

[s102] - https://www.ncbi.nlm.nih.gov/pmc/articles/PMC7297348/
Autor: Denise Vasconcelos de Jesus Ferrari Jossimara Polettini Lucas Lima de Moraes Letcia Aguiar de Campos Mrcia Guimares da Silva Erika Kushikawa Saeki Glilciane Morceli **Título:** Profile of proinflammatory cytokines in colostrum of nursing mothers at the extremes of re productive age
por: Universidade do Oeste PaulistaUNOESTE Un iversidade Federal da Fronteira SulUFFS Faculdade de Medicina de Botucatu Universidade Estadual PaulistaUNESP Instituto Adolfo Lutz Universidade do Estado de Minas GeraisUEMG **Fecha de lanzamiento:** 20200616
Sitio web: NCBI **Editorial:** PLoS One

[s103] - https://www.ncbi.nlm.nih.gov/pmc/articles/PMC9384965/
Autor: Hyungmin Cha Robert Crosnoe
Título: The Health of Mothers of Adult Children with Serious Conditions
Fecha de lanzamiento: 2022 Jan 28
Sitio web: NCBI
Editorial: J Marriage Fam

[s104] - https://www.ncbi.nlm.nih.gov/pmc/articles/PMC3595999/
Autor: Leann E Smith Jan S Greenberg Marsha Mailick Seltzer
Título: Social Support and Wellbeing at MidLife Among Mothers of Adolescents and Adults with Autism Spectrum Disorders
por: Waisman Center University of WisconsinMadison
Fecha de lanzamiento: 2012 Sep
Sitio web: NCBI
Editorial: Springer ScienceBusiness Media LLC

[s105] - https://pmc.ncbi.nlm.nih.gov/articles/PMC3593059/
Autor: Subharati Ghosh Jan S Greenberg Marsha M ailick Seltzer
Título: Adaptation to a Spouses Disability by Parents of Adult Children With Mental Illness or Dev elopmental Disability
por: Brandeis University University of Wiscon sinMadison
Fecha de lanzamiento: 20121101
Sitio web: National Center for Biotechnology Information
Editorial: Psychiatr Serv

[s106] - https://www.midus.wisc.edu/findings/pdfs/2022.pdf
Autor: Kristin J Homan Jan S Greenberg Marsha R Mailick
Título: Generativity and WellBeing of Midlife and Aging Parents With Children With Developmental or Mental Health Problems
Fecha de lanzamiento: 2020
Sitio web: Midlife in the United States
Editorial: Research on Aging

[s107] - https://link.springer.com/article/10.1007/s12529-021-10007-z
Autor: Alexandra D Crosswell Sara SaguiHenson Aric A Prather Michael Coccia Michael R Irwin Elissa S Epel
Título: Psychological Resources and Biomarkers of Health in the Context of Chronic Parenting Stress
Fecha de lanzamiento: 06 August 2021
Sitio web: SpringerLink
Editorial: International Journal of Behavioral Medicine

[s108] - https://www.betterhealth.vic.gov.au/health/conditionsandtreatments/anxiety-and-depression-in-men
Título: Anxiety and depression in men
por: Better Health Channel
Fecha de lanzamiento: 20010220
Sitio web: Better Health Channel

[s109] - https://www.psypost.org/new-psychology-research-links-parental-well-being-to-feeling-valued/
Autor: Allen W Barton
Título: New psychology research links parental w ellbeing to feeling valued
por: PsyPost
Fecha de lanzamiento: 20240827
Sitio web: PsyPost

[s110] - https://www.cureus.com/articles/298092-parental-stress-and-psychological-distress-and-their-association-with-spousal-support-among-parents-of-school-age-children-during-the-covid-19-pandemic-in-south-india-a-cross-sectional-observational-study.pdf
Autor: Sthuthi Shireen Arya Jith Priya E Thomas Sharon P Methala Kathleen A Mathew
Título: Parental Stress and Psychological Distress and Their Association With Spousal Support Among Parents of SchoolAge Children During the COVID19 Pandemic in South India: A Cr ossSectional Observational Study
por: Amrita Institute of Medical Sciences Sree Uthradom Thirunal Academy of Medical Sciences Kasturba Medical College
Fecha de lanzamiento: 20240928
Sitio web: Cureus
Editorial: Cureus

[s111] - https://www.ncbi.nlm.nih.gov/pmc/articles/PMC3595999/
Autor: Leann E Smith Jan S Greenberg Marsha Mailick Seltzer
Título: Social Support and Wellbeing at MidLife Among Mothers of Adolescents and Adults with Autism Spectrum Disorders
por: Waisman Center University of WisconsinMadison
Fecha de lanzamiento: 2012 Sep
Sitio web: NCBI
Editorial: Springer ScienceBusiness Media LLC

[s112] - https://link.springer.com/article/10.1007/s10826-022-02443-6
Autor: Annie Foucreault Julie Mnard Nathalie Houlfort SarahGenevive Trpanier Genevive L Lavigne
Título: How WorkFamily Guilt Involvement with Ch ildren and Spouses Support Influence Parents Life Satisfaction in a Context of WorkFamily Conflict
Fecha de lanzamiento: 26 September 2022
Sitio web: SpringerLink
Editorial: Springer

[s113] - https://pmc.ncbi.nlm.nih.gov/articles/PMC3593059/
Autor: Subharati Ghosh Jan S Greenberg Marsha M ailick Seltzer
Título: Adaptation to a Spouses Disability by Parents of Adult Children With Mental Illness or Dev elopmental Disability
por: Brandeis University University of Wiscon sinMadison
Fecha de lanzamiento: 2012 Nov 1
Sitio web: National Center for Biotechnology Information
Editorial: Psychiatr Serv

[s114] - https://link.springer.com/article/10.1007/s10803-024-06471-7
Autor: Cherie C Green Jodie Smith Catherine A Bent Lacey Chetcuti Mirko Uljarevi Paul R Benson Kr istelle Hudry
Título: Predictors of Change in Wellbeing and Mental Health of Parents of Autistic PreSchoolers
Fecha de lanzamiento: 26 July 2024
Sitio web: Springer
Editorial: Journal of Autism and Developmental Disorders

[s115] - https://www.midus.wisc.edu/findings/pdfs/2335.pdf
Autor: Katelyn F Romm Aaron Metzger Nicholas A Turiano
Título: Parental Emotional Support and Health Problems: The Role of Social Support and Social Strain
por: Springer ScienceBusiness Media LLC
Fecha de lanzamiento: 5 May 2021
Sitio web: Midlife Development in the United States MIDUS
Editorial: Springer Nature

[s116] - https://medlineplus.gov/ency/article/007465.htm
Título: Health screenings for men ages 40 to 64
por: National Library of Medicine
Sitio web: MedlinePlus

[s117] - https://www2.gov.bc.ca/gov/content/health/practitioner-professional-resources/bc-guidelines/cardiovascular-disease
Título: Cardiovascular Disease Primary Prevention **por:** Government of British Columbia
Fecha de lanzamiento: September 13 2023 **Sitio web:** Government of British Columbia

[s118] - https://www.wellsense.org/hubfs/Provider/Clinical%20Care%20Guidelines/MHQP%20Adult%20Preventative%20Care%20Guidelines%202022%20Feb%208.pdf
Título: Adult Preventive Care Guidelines **por:** MHQP
Fecha de lanzamiento: 2022 **Sitio web:** wellsenseorg

[s119] - https://pmc.ncbi.nlm.nih.gov/articles/PMC9987220/
Autor: Wei Li Pariya L Fazeli Ge Wang Muhammad Maqbool Victor A Del Bene Kristen Triebel Karli M Martin David Vance **Título:** Predictors of an Active Lifestyle in MiddleAged and Older Adults with HIV in the United States Deep South
por: University of Alabama at Birmingham **Fecha de lanzamiento:** 20230302
Sitio web: PMC **Editorial:** Dove Medical Press Limited

[s120] - https://www.healthcare.gov/preventive-care-adults/
Título: Preventive care benefits for adults **por:** US Department of Health Human Services
Sitio web: HealthCaregov

[s121] - https://www.nj.gov/health/healthcarequality/documents/C2861--Prevention%20Quality%20Indicators%20Report%202022-for%20Web.pdf
Autor: Markos Ezra PhD Research Scientist Yong Sung Lee PhD Research Scientist **Título:** Prevention Quality Indicators Report 2022
por: New Jersey Department of Health **Fecha de lanzamiento:** May 2022
Sitio web: New Jersey Department of Health

[s122] - https://www.bbcgoodfood.com/health/nutrition/eat-your-age
Autor: Jo Williams Registered nutritionist **Título:** What to eat for your age
por: BBC Good Food **Fecha de lanzamiento:** 20230920
Sitio web: BBC Good Food **Editorial:** Good Food

[s123] - https://womensmidlifehealthjournal.biomedcentral.com/articles/10.1186/s40695-021-00064-5
Autor: PeiLin Yang Margaret M Heitkemper Kendra J Kamp **Título:** Irritable bowel syndrome in midlife women: a narrative review
Fecha de lanzamiento: 31 May 2021 **Sitio web:** Womens Midlife Health
Editorial: BMC

[s124] - https://www.health.com/condition/menstruation/pms-changes-20s-30s-40s
Autor: Elizabeth Pratt **Título:** When Does PMS Start?
por: Health **Fecha de lanzamiento:** May 12 2024
Sitio web: Healthcom **Editorial:** Dotdash Meredith

[s125] - https://medbroadcast.com/healthfeature/gethealthfeature/your-40s-a-health-guide-for-women
Título: Your 40s: A Health Guide for Women **por:** MediResource Inc
Sitio web: medbroadcastcom

[s126] - https://momsfirst.us/wp-content/uploads/2024/01/Moms-in-the-Workplace-Survey-2023-Final-Report.pdf
Título: Moms in the Workplace Survey 2023 Final Report **por:** Moms First
Fecha de lanzamiento: August 16 2023 **Sitio web:** momsfirstus

[s127] - https://www.inhersight.com/blog/working-mom/company-support-working-moms-2024
Autor: InHerSight Partner **Título:** 40 Moms Answer: How Does Your Company Su pport You as a Working Parent?
por: InHerSight **Fecha de lanzamiento:** May 10 2024
Sitio web: InHerSight

[s128] - https://www.financialsamurai.com/career-family-give-5-years-life/
Autor: Financial Samurai **Título:** Career Or Family? You Only Need To Sacrifice For 5 Years At Most
Fecha de lanzamiento: 09022024 **Sitio web:** Financial Samurai

[s129] - https://www.ncbi.nlm.nih.gov/pmc/articles/PMC10153588/
Autor: Natalie D Pope Paula K Baldwin Allison Gibson Kirsten Smith **Título:** Becoming a Caregiver: Experiences of Young Adults Moving into Family Caregiving Roles
por: University of Kentucky Western Oregon Un iversity National Institute on Drug Abuse Intramural Research Program **Fecha de lanzamiento:** 2022 Jan 28
Sitio web: NCBI **Editorial:** J Adult Dev

[s130] - https://aging.ca.gov/Programs_and_Services/Family_Caregiver_Services/
Título: Family Caregiver Services **por:** California Department of Aging
Sitio web: California Department of Aging

[s131] - https://aging.ny.gov/national-family-caregiver-support-program
Título: National Family Caregiver Support Program **por:** New York State Office for the Aging NYSOFA
Sitio web: New York State Office for the Aging

[s132] - https://aging.ny.gov/respite
Título: Respite **por:** New York State Office for the Aging
Sitio web: New York State Office for the Aging

[s133] - https://www.usa.gov/disability-caregiver
Título: Get Paid as a Caregiver **por:** US General Services Administration
Fecha de lanzamiento: December 2 2024 **Sitio web:** USAgov

[s134] - https://www.nj.gov/humanservices/news/pressreleases/2022/approved/20201130b.html
Autor: Sarah Adelman **Título:** NJ Human Services Recognizes Family Care givers During National Family Caregiving Month
por: New Jersey Department of Human Services **Fecha de lanzamiento:** November 30 2022
Sitio web: NJgov **Editorial:** New Jersey Department of Human Services

[s135] - https://pmc.ncbi.nlm.nih.gov/articles/PMC11008045/
Autor: Zila zlem Kirba Elif Odabai Akta Hava zkan **Título:** Validity and reliability of the Turkish version of the transition of primiparas becoming mothers sca le
por: Bayburt University Atatrk University **Fecha de lanzamiento:** 2024 Apr 11
Sitio web: PMC **Editorial:** BMC Pregnancy Childbirth

[s136] - https://pmc.ncbi.nlm.nih.gov/articles/PMC9778644/

Autor:	Aleksandra Bachnio Karolina KurySzyncel	**Título:**	I Am a Mother Because I Wanted toI Am a Grandmother Because Others See Me That W ayMotherhood as a Critical Life Event for Ageing Women
por:	MDPI	**Fecha de lanzamiento:**	20221207
Sitio web:	PMC	**Editorial:**	MDPI Basel Switzerland

[s137] - https://synapse.koreamed.org/articles/1516078103

Autor:	Woon Young Hwang Sun Yeob Choi Hae Jeong An	**Título:**	Concept analysis of transition to motherhood: a methodological study
por:	Ewha Womans University	**Fecha de lanzamiento:**	23 March 2022
Sitio web:	Synapse	**Editorial:**	Korean Society of Women Health Nursing

[s138] - https://self-compassion.org/wp-content/uploads/2021/11/Kullman-et-al.-2021-Adjusting-Identities-When-Times-Change-The-Role-o.pdf

Autor:	Sasha M Kullman Brittany N Semenchuk Ben jamin JI Schellenberg Laura Ceccarelli Shaelyn M Strachan	**Título:**	Adjusting Identities When Times Change: The Role of SelfCompassion
Fecha de lanzamiento:	2021	**Sitio web:**	selfcompassionorg
Editorial:	Human Kinetics Inc		

[s139] - https://www.cdc.gov/violenceprevention/pdf/aces-prevention-resource_508.pdf

Autor:	Debra E Houry MD MPH James A Mercy PhD	**Título:**	Adverse Childhood Experiences Prevention Resource for Action: A Compilation of the Best Available Evidence
por:	Centers for Disease Control and Prevention	**Fecha de lanzamiento:**	2019
Sitio web:	CDC	**Editorial:**	National Center for Injury Prevention and Control Centers for Disease Control and Prevention

[s140] - https://summit.strategicparenting.com/ev/

Autor:	Dr Cindy Hovington Dr Christopher Willard Aly Pain Dr Rick Hanson Dr Shefali Dr Laura Mark ham Jennifer Kolari Fareedah Shaheed Tia Slightham	**Título:**	Empowered Parents Summit 2024
por:	Strategic Parenting	**Fecha de lanzamiento:**	December 23 2024
Sitio web:	Strategic Parenting		

[s141] - https://womensmidlifehealthjournal.biomedcentral.com/articles/10.1186/s40695-018-0039-9

Autor:	Annette Joan Thomas Ellen Sullivan Mitchell Nancy Fugate Woods	**Título:**	The challenges of midlife women: themes from the Seattle midlife Womens health study
Fecha de lanzamiento:	15 June 2018	**Sitio web:**	Womens Midlife Health
Editorial:	BMC		

[s142] - https://www.gu.org/app/uploads/2023/11/GU_2023-Grandfamilies-FullReport-FINAL.pdf

Título:	Building Resilience: Supporting Grandfamilies Mental Health Wellness	**por:**	Generations United
Fecha de lanzamiento:	November 2023	**Sitio web:**	Generations United

[s143] - https://www.ncbi.nlm.nih.gov/pmc/articles/PMC10153588/

Autor:	Natalie D Pope Paula K Baldwin Allison Gibson Kirsten Smith	**Título:**	Becoming a Caregiver: Experiences of Young Adults Moving into Family Caregiving Roles
por:	University of Kentucky Western Oregon Un iversity National Institute on Drug Abuse Intramural Research Program	**Fecha de lanzamiento:**	2022 Jan 28
Sitio web:	NCBI	**Editorial:**	J Adult Dev

Fuentes de imágenes

Información sobre todas las imágenes siguientes

Ninguna de las imágenes fue modificada, solo se ajustó la resolución.
Todas las imágenes conservan su licencia original.
A pesar de una revisión cuidadosa, no se puede garantizar la precisión y atribución de las imágenes.
Todas las imágenes utilizadas se han empleado de acuerdo con sus respectivas condiciones de licencia.
En la versión eBook, las imágenes se han organizado en collages numerados.
Todas las imágenes fueron recuperadas y verificadas 2025-01-08.

Licencias utilizadas

CC0	http://creativecommons.org/publicdomain/zero/1.0/deed.en
CC BY 4.0	https://creativecommons.org/licenses/by/4.0
CC BY 2.0	https://creativecommons.org/licenses/by/2.0

Créditos de imágenes

[i1] - 001_001_001_image_leydigzellen.jpeg
https://upload.wikimedia.org/wikipedia/commons/6/68/Histopathology_of_leydig_cell_tumor_of_the_ovary%2C_high_mag.jpg
Date: 20210511 **por:** Mikael Hggstrm
License: CC0 http:creativecommonsorgpublicdomainz ero10deeden

[i2] - 001_002_001_image_inositol.jpeg
https://upload.wikimedia.org/wikipedia/commons/1/15/Myo-inositol-from-xtal-side-3D-bs-17.png
Date: 20230318 **por:** Benjahbmm27
Artista: Ben Mills **License:** Public domain

[i3] - 001_003_001_image_invitrofertilisation.jpeg
https://upload.wikimedia.org/wikipedia/commons/1/1a/IVF_laboratory.jpg
Date: 20151117 **por:** Zina Kel
Artista: Galina Fomina **License:** CC BY 40 https:creativecommonsorglicense sby40

[i4] - 002_001_001_image_makuladegeneration.jpeg
https://upload.wikimedia.org/wikipedia/commons/2/29/Eye_disease_simulation%2C_age-related_macular_degeneration.jpg
Date: 20120126 **por:** Quibik
Artista: National Eye Institute National Institutes of Heal th **License:** Public domain

[i5] - 002_002_002_image_burnout.jpeg
https://upload.wikimedia.org/wikipedia/commons/5/5a/Occupational_Burnout_Illustration.jpg
Date: 20210902 **por:** Richardadamim
Artista: CIPHR Connect **License:** CC BY 20 https:creativecommonsorglicense sby20

[i6] - 002_002_002_image_homeoffice.jpeg
https://upload.wikimedia.org/wikipedia/commons/c/ce/Workspace_Setup.jpg
Date: 20240609 **por:** FreshDev
License: CC0 http:creativecommonsorgpublicdomainz ero10deeden

[i7] - 003_001_001_image_akupunktur.jpeg
https://upload.wikimedia.org/wikipedia/commons/0/0d/Acupuncture1-1.jpg
Date: 2 March 2007 **por:** 120
Artista: Kyle Hunter **License:** Public domain

[i8] - 004_001_001_image_aspirin.jpeg
https://upload.wikimedia.org/wikipedia/commons/3/3a/Aspirin-B-3D-balls.png
Date: 20080515 **por:** Benjahbmm27
Artista: Ben Mills **License:** Public domain

[i9] - 004_001_001_image_zahnreinigung.jpeg
https://upload.wikimedia.org/wikipedia/commons/4/4e/Dental_cleaning%2C_Guantanamo_-b.jpg
Date: 20101230 **por:** Geo Swan
Artista: Joint Task Force Guantanamo **License:** Public domain

[i10] - 004_001_002_image_calcium.jpeg
https://upload.wikimedia.org/wikipedia/commons/d/db/Naturalis_Biodiversity_Center_-_Gypsum_-_mineral.jpg
Date: 20140806 **por:** Hansmuller
Artista: Naturalis Biodiversity Center **License:** CC0 http:creativecommonsorgpublicdomainz ero10deeden

[i11] - 004_002_002_image_assistive_technologien.jpeg
https://upload.wikimedia.org/wikipedia/commons/7/72/08.11_%E7%B8%BD%E7%B5%B1%E8%A8%AA%E8%A6%96%E3%80%8C%E7%94%B0%E5%9C%92%E8%80%81%E4%BA%BA%E9%A4%8A%E8%AD%B7%E4%B8%AD%E5%BF%83%E3%80%8D_%2830107671138%29.jpg

Date:	20180811	**por:**	KOKUYO
Artista:		**License:**	CC BY 20 https:creativecommonsorglicensesby20

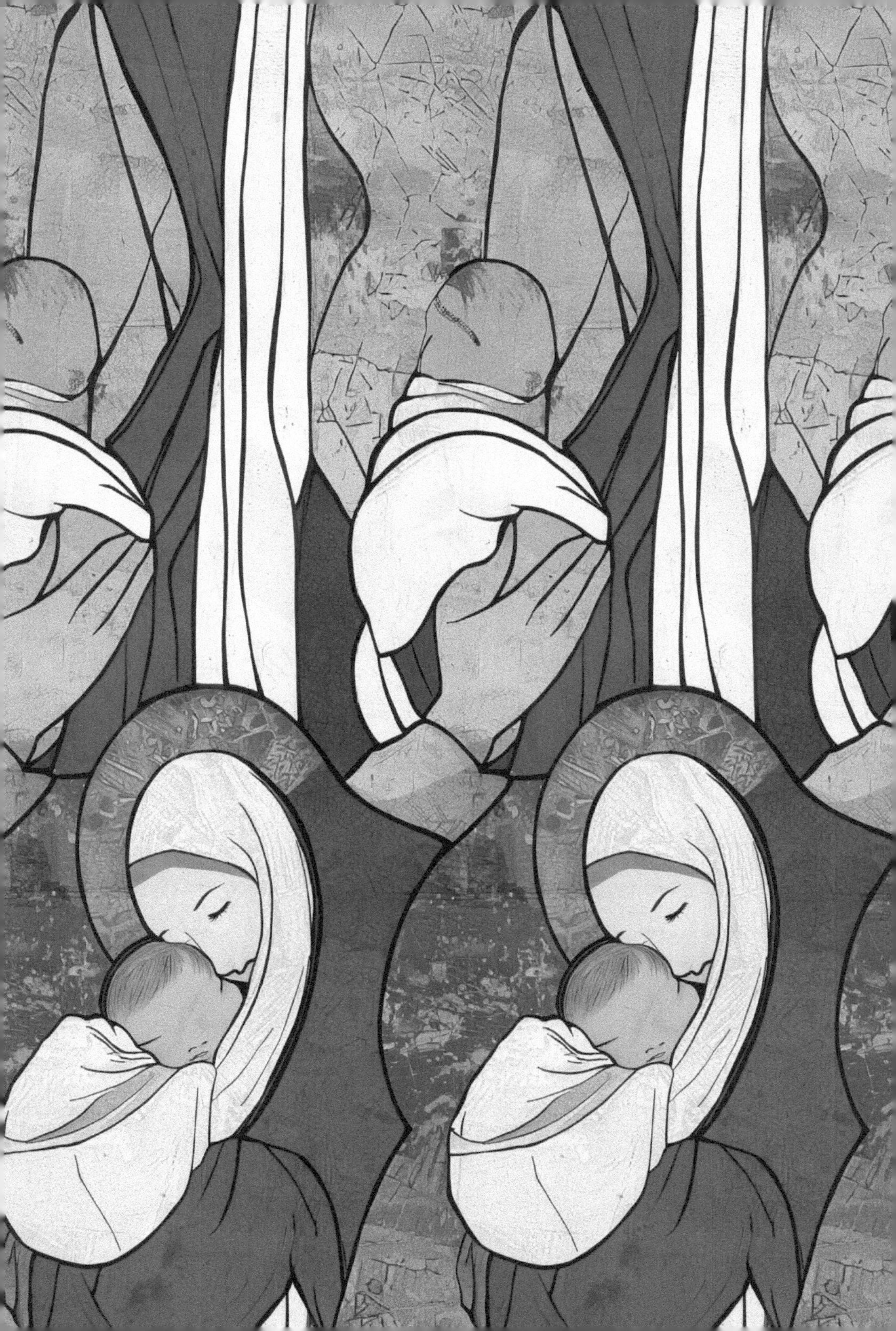